Steh auf und geh weiter!

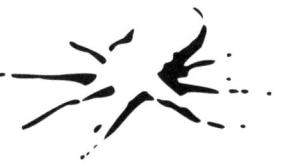

Andreas Herz

Steh auf
und geh weiter!

Mein Leben mit Krebs – Achtsamkeit
als Weg zur körperlichen und
spirituellen Heilung

EDITION OCTOPUS

Impressum

1. Auflage
Alle Rechte vorbehalten
© 2013 der vorliegenden Ausgabe: Edition Octopus Die
Edition Octopus erscheint im Verlagshaus
Monsenstein und Vannerdat OHG Münster
© 2013 Andreas Herz MSc

Umschlaggestaltung: Irene Fauland, Graz Lektorat:
Dr. Karin Gilmore
Satz: Fauland, kreativnetzwerk.at, Graz
Druck: MV-Verlag
Foto Rückseite: © Tibetzentrum / Tenzin Choejor

ISBN 978-3-86991-882-2

Ich widme dieses Buch allen Menschen, die an Krebs erkrankt sind. Mögen sie die Stärke finden, die in ihrem inneren Geist wohnt.

> »Wer die Morgenröte sehen will,
> muss durch die Dunkelheit gehen.«

Buddha

INHALT

ERSTER TEIL

ZWEITER TEIL

DRITTER TEIL

VORWORT

Warum dieses Buch
entstanden ist

Bis zu meinem 38. Geburtstag lebte ich ein Leben
wie die meisten Menschen: Ich verliebte mich,
gründete eine Familie und schuf für mich, meine
Frau und unsere drei Kinder eine Existenz und
ein Zuhause. Worin ich mich jedoch schon immer
von meinen Freunden unterschieden hatte, war,
dass ich mich seit meiner Kindheit für philoso-
phische und spirituelle Themen interessierte. Ich
war auf der Suche nach dem Sinn des Lebens.
Waren es am Anfang noch Bücher, wurde daraus später Unterricht bei verschiedenen Lehrern
unterschiedlicher spiritueller Traditionen. Mein
Weg führte mich von alternativen Heilmethoden
über transpersonelle Psychotherapie zur psy-
chologischen Beratung, über diverse Entspan-
nungs-, Konzentrations- und Meditationstech-
niken zu buddhistischen Lehrern und Schulen.
Das Leben führte mich auf geheimnisvolle,
lustvolle und zum Teil auch sehr schmerzhafte
Weise heran an die Weisheiten des Lebens. Ich
hatte einen neuen Lehrer, einen neuen Meister,
bekommen – das Leben selbst.

Bis ich schließlich diesen wunderbaren Lehrmeister fand, dauerte es jedoch seine Zeit und ich widmete mich unzähligen Ausbildungen, doch alle Bereiche, in denen ich mich ausbilden ließ, begeisterten mich nur kurze Zeit. Ich erkannte meistens sehr schnell, dass es nicht das war, wonach ich gesucht hatte, und so trug mich das Leben von einer Station zur nächsten.

Im August 2005 war es dann wieder einmal so weit. Ich saß auf meinem Kissen und meditierte, als mir momentan klar wurde, dass ich abermals vor einem neuen, großen Abschnitt meines Lebens stand.
Was ich zu diesem Zeitpunkt noch nicht wusste, war, dass dieser neue Abschnitt mein ganzes Leben verändern würde.

Einen Monat später, nachdem wir den zehnten Geburtstag unseres Sohns Sebastian, den zweiten Geburtstag unserer Zwillinge Elisa und David und meinen 38. Geburtstag gefeiert hatten, erhielt ich die Diagnose Darmkrebs im fortgeschrittenen Stadium.

Bis zum Zeitpunkt meiner Krebsdiagnose hatte ich einmal im Jahr in einem Zenkloster, eine

Woche unter der Aufsicht eines japanischen Zenmeisters, Zazen, die wohl intensivste Meditationsmethode im Buddhismus, praktiziert.

»Wir leiden nur im Denken«, hatte mein Zenmeister immer gesagt und ich hatte gedacht, dass ich verstanden hätte, was dies bedeutet.

Jeden Tag wurden wir um 04:00 Uhr geweckt, um pünktlich um 04:30 Uhr mit dem Meditieren zu beginnen. Zwischen 22:00 und 23:00 Uhr endete der Tag mit der letzten Meditation. Nach dem zweiten Tag spürte ich jeden Knochen in meinem Körper und die Aussage meines Meisters »Wir leiden nur im Denken« klang für mich wie ein Hohn und eine Aufforderung, zu widersprechen, aufzustehen und das Kloster auf der Stelle zu verlassen. Natürlich kannte ich diese Schmerzen schon von den letzten Jahren und wusste, dass sie spätestens am vierten Tag nachlassen würden. Genau an jenem vierten Tag rief mich mein Meister zu sich. Da dies eher ungewöhnlich war, dachte ich, dass er wohl bemerkt haben musste, wie ich mich fühlte.

Da stand ich nun vor seiner Tür und wusste nicht so recht, was ich machen sollte. Schlussendlich klopfte ich und setzte mich in der vorgeschriebenen Meditationshaltung vor die Tür. Nach ein paar Minuten hörte ich, wie er mit seiner tiefen Stimme meinen Namen rief. Ich öffnete die Tür, kniete mich nieder, verneigte mich und richtete mich wieder auf. Er saß im Lotussitz vor mir, lächelte mich an und deutete auf das vor ihm liegende Kissen. Ich ließ mich in der vorgeschriebenen Meditationshaltung nieder und saß ihm nun genau gegenüber. Seine dunklen Augen blickten mich durchdringend an, als ob er in mir lesen könnte wie in einem Buch. Er begann zu lächeln und erklärte mir, dass ich unter keinen Umständen aufhören dürfte zu meditieren. Gerade für mich sei es jetzt sehr wichtig, meine Meditationspraxis zu vertiefen, meinte er. Nachdem ich ihm versichert hatte, dass ich nicht vorhatte, mit dem Meditieren aufzuhören, wiederholte er seine Aufforderung noch einmal eindringlich und entließ mich mit seinem warmen, herzlichen Lächeln. Ich verneigte mich, drehte mich um und verließ mit einem eigenartigen Gefühl den Raum.

Was war geschehen? Warum hatte er mich zu sich gerufen? Nur um mir zu sagen, dass ich meine Meditationspraxis vertiefen sollte? Gerade dazu war ich doch hier! Verwundert ging ich wieder zu den anderen zurück, setzte mich auf mein Kissen und setzte meine Meditation fort.

In den darauffolgenden vier Jahren erkrankte ich zweimal an Krebs, erhielt über fünf Wochen Strahlentherapie und ein Jahr intensive Chemotherapie. Dazwischen wurden mir die Leiste, zweimal der gesamte Bauchraum, in der Druckkammer der Brustkorb und später der Hals geöffnet, um Tumoren bzw. Metastasen zu entfernen.

In dieser Zeit lernte ich Schmerzen und Leid kennen, die ich, wenn ich heute zurückschaue, nie für möglich gehalten hätte. Am tiefsten Punkt angekommen flehte ich innerlich nur noch darum, sterben zu dürfen. Doch es kam ganz anders. Ich lernte, den Satz meines Meisters »Wir leiden nur im Denken« auf einer tieferen Ebene zu verstehen, und wurde frei von der illusorischen Wirkung der Gedanken.

Heute kommen Menschen auf mich zu und erzählen mir von ihrem Leben. Sie möchten verstehen, warum sie leiden, weshalb sie krank geworden sind und welchen Ausweg es gibt.

Ich erkläre ihnen dann, dass es einen solchen Ausweg nicht gibt. Es gibt nur einen Weg, der hindurchführt, denn Leid gehört zu dieser Welt.

Viele fragen mich, wie ich es in dieser Zeit des Leids geschafft habe, nicht zu verzweifeln, nicht aufzugeben, meine Zuversicht und meinen Glauben nicht zu verlieren und meinen Weg weiterzugehen. Wenn ich dann gestehe, dass ich sehr oft verzweifelt war und immer wieder einmal resignierte oder nicht mehr weiterwusste, schauen sie mich meistens ungläubig an. Ich erkläre ihnen dann, dass es nicht notwendig und für die meisten Menschen auch gar nicht möglich ist, im Leben nicht hinzufallen oder einzuknicken, es aber für jede und jeden möglich ist, wieder aufzustehen und weiterzugehen.

Danach gebe ich zumeist den folgenden Dialog zwischen einem Zenschüler und einem Zenmeister wieder:

»Meister, wie kann ich in diesem Leben am schnellsten meinen Weg gehen?«
»Geh zielstrebig immer deinen Weg entlang.«
»Aber, Meister, auf dem Weg sind so viele Hindernisse und Gefahren. Was, wenn ich stürze?«

»Steh auf und geh weiter.«
»Aber, Meister, was soll ich machen, wenn ich wieder stürze?«
»Steh auf und geh weiter.«

Von dieser Antwort des Zenmeisters inspiriert ist das Buch entstanden, das Sie soeben in Händen halten. Ich bin immer wieder aufgestanden und weitergegangen. Und wenn ich das nächste Mal stürze, werde ich wieder aufstehen und weitergehen, um meinen Weg in diesem Leben zu gehen.

Soweit sie in Worten vermittelt werden können, birgt dieses Buch die Essenzen meiner Erfahrungen während der letzten Jahre in sich.

Einleitend möchte ich Ihnen meine Geschichte erzählen, wie ich sie erlebt habe, mit allen Höhen und Tiefen, die ich während meiner Krebserkrankung durchlebt habe. Im zweiten Abschnitt verrate ich Ihnen, was ich daraus gelernt habe und wie ich es geschafft habe, die schlimmste Zeit meines Lebens unbeschadet zu überstehen. Abschließend stelle ich Ihnen Übungen vor, mit denen Sie es schaffen können, die Kraft zu bekommen, um immer wieder aufzustehen. Zugleich können Ihnen diese Übungen zeigen,

wie Sie dadurch Ihr eigenes Glück finden können, unabhängig davon, ob schöne oder schwere
Zeiten in Ihrem Leben gerade vorherrschen,
denn wir leiden nur im Denken.

Warum ich?

Das größte Hindernis auf dem Weg zur Heilung
begegnet uns in der Frage »Warum ich?«. Wenn
Menschen zu mir kommen und sich immer wieder die Frage stellen »Warum ich?«, stelle ich
ihnen immer die Gegenfrage »Warum nicht du?
Es gibt keinen Grund warum ich, du oder sonst
jemand an Krebs erkrankt, er ist einfach Teil des
Lebens auf dieser Welt.«

*Gib mir die Kraft, die ich
brauchen werde, um diesen
Weg gehen zu können.*

ERSTER TEIL

Ich habe Krebs
Aus dem Tagebuch meiner Krankheit

Es beginnt

Freitag, der 16. September 2005

Ich habe in letzter Zeit ein starkes Ziehen im Lendenbereich gespürt. Da meine Wirbelsäule aber in Ordnung ist, meint mein Freund und Arzt, dass ich vielleicht Hämorrhoiden habe, denn die könnten auch solche Beschwerden verursachen. Eine Woche später liege ich auch schon bei einem Chirurgen auf der Untersuchungsliege.

Da die Untersuchung nicht sehr angenehm ist, versucht der Arzt, sich sehr schnell ein Bild zu machen. Nach ein paar Minuten sagt er: »Ich muss eine kleine Probe entnehmen.«

Als er fertig ist, frage ich ihn, ob ich Hämorrhoiden hätte und das Ziehen von daher käme. Er schaut mich an und meint, dass er mir erst Näheres sagen kann, wenn die Befunde vorliegen, fügt jedoch hinzu, dass Hämorrhoiden wohl mein kleinstes Problem sind. Er wird mich am Freitag anrufen. Dann weiß er mehr.

Freitag, der 23. September 2005

Die Woche vergeht und der Freitag ist da. Heute soll ich erfahren, was mir fehlt. Ich leite am Wochenende ein Seminar. Daher bin ich nicht immer erreichbar und sehe erst am Nachmittag, dass der Arzt versucht hat, mich zu erreichen, und mir auf die Mobilbox gesprochen hat: »Guten Tag, Herr Herz! Ich wollte Ihnen nur sagen, dass ich Ihre Befunde bekommen habe. Könnten Sie mich bitte dringend zurückrufen?«

Montag, der 26. September 2005

Ich sitze in meinem Büro, das Telefon in der Hand, und wähle seine Nummer. Bevor er am anderen Ende abhebt, zünde ich mir vor lauter Aufregung noch schnell eine Zigarette an und nehme einen kräftigen Schluck Cognac aus der Flasche, die ich für Notfälle in meinem Büro stehen habe.

»Dr. Herlacher«, meldet er sich am anderen Ende.
»Guten Tag, Herr Doktor! Sie haben mich wegen meiner Befunde angerufen.«

»Ah, guten Tag, Herr Herz! Ja, ich habe Ihre Befunde erhalten. Leider muss ich Ihnen mitteilen, dass Sie Darmkrebs haben. Aber so, wie es aussieht, ist es nicht so schlimm. Vielleicht brauchen Sie nicht mal eine größere Operation. Ich habe für Sie schon bei Herrn Prof. Dr. Plontasch einen Termin ausgemacht. Herr Herz, sind Sie noch da?«

Nein, ich bin nicht mehr da. Mit meinen Gedanken bin ich Kilometer weit weg. Seine Stimme nehme ich nicht mehr wahr. Ich sitze regungslos vor meiner Flasche Cognac mit einer neuen Stimme im Kopf, die immer wieder wie ein Mantra den gleichen Satz in mein Hirn hämmert: »Du hast Krebs. Du hast Krebs.«

Du hast Krebs

.

War es das? Ist mein Leben nun zu Ende? Werde ich sterben und meine Familie, meine Frau und meine Kinder, zurücklassen?

Nachdem ich mich einigermaßen gefangen habe, stehe ich auf und gehe nach draußen. Meine Mitarbeiterinnen versuchen mit mir zu sprechen, aber ihre Stimmen sind weit weg. Mein Geist ist ganz nach innen gerichtet. Wie sage ich es meiner Frau und meinen Kindern, geht es mir durch den Kopf. Ich setze mich auf eine Parkbank und starre auf einen Baum.

»Du wirst sterben«, höre ich es in meinem Kopf immer und immer wieder.

Wie in Trance wähle ich die Nummer meiner Frau Karin. Als sie abhebt und ich sie am anderen Ende höre, bricht meine ganze Welt um mich herum zusammen.

»Ich habe Krebs«, sage ich ganz leise und spüre, wie sich einzelne Tränen ihren Weg über meine Wangen nach unten suchen.

Am anderen Ende der Telefonleitung wird es still und ich höre, wie meine Frau zu weinen beginnt und verzweifelt um Luft ringt. Ich sitze zusammengekauert auf dieser Parkbank und frage mich immer wieder, warum ich, warum ich, warum nur ich.

Fünf Minuten später sitze ich bei einem Freund im Gasthaus, bestelle einen doppelten Schnaps und zünde mir eine Zigarette an. Die Schwester meines Freunds sieht mich an und fragt nach, ob irgendetwas nicht in Ordnung sei.

»Nein, nein, alles in Ordnung. Hab' nur leichte Verdauungsprobleme. Deshalb der Schnaps«, beruhige ich sie.

Ich kippe ihn runter und gehe wieder zurück in die Firma. Sicher ist Karin schon da, denke ich, während ich mein Institut betrete. Plötzlich steht sie mir mit Tränen in den Augen gegenüber. Wir fallen uns in die Arme und brechen beide neuerlich in Tränen aus. In dem Moment habe ich plötzlich das Gefühl, als ob mir jemand den Boden unter den Füßen wegzieht. Dieses Gefühl wiederholt sich die nächsten Tage immer wieder.

Das Schlimme ist nicht die Angst, die da ist. Es ist auch nicht die Krankheit selbst, die so unerträglich ist. Das Schlimmste ist dieses Alleinsein. Ich war, obwohl alle für mich da sind, noch nie in meinem ganzen Leben so allein. Es ist, als ob ich lebendig begraben werde, alle um mich herumstehen und mich, meine Seele, nicht schreien hören. Ich denke, wie schön es wäre, jetzt aufzuwachen und zu merken, dass alles nur ein böser Traum war. Und wieder reißt es mir den Boden unter den Füßen weg.

Dienstag, der 4. Oktober 2005

Eine Woche später sitze ich im Auto und bin zu Dr. Plontasch unterwegs, den mir Dr. Herlacher empfohlen hat. Als ich das Büro von Prof. Dr. Plontasch betrete, sehe ich einen kleinen Mann in einem weißen Arztkittel hinter dem Schreibtisch sitzen.

»Kommen Sie nur herein, Herr Herz! Bitte setzen Sie sich.«

Nachdem ich mich gesetzt habe, beginnt er sofort zu sprechen und starrt dabei auf die vor ihm liegenden Bilder: »Sie wissen ja bereits, dass Sie Darmkrebs haben. Nach Ihren Bildern zu schließen ist er bereits fortgeschritten. Wir werden zuerst fünf Wochen Strahlentherapie machen, begleitend dazu Chemotherapie. Danach werde ich Sie operieren und ein Stoma, einen künstlichen Darmausgang, anlegen. Danach wieder ein Jahr Chemotherapie. Doch zuerst werden wir Ihnen im Darm Metallklammern fixieren, damit die von der Strahlentherapie genauer zielen können. Wenn Sie jetzt so nett sind und sich auf die Liege legen, ich würde mir gerne den Tumor anschauen.«

Er steht auf, streift sich Einmalhandschuhe über und sieht zu mir herüber.

Ich kann nicht aufstehen. Ich sitze in meinem Sessel und spüre, wie sich meine Kehle langsam zuschnürt. Ich ringe nach Atem, glaube, zu ersticken, kriege keine Luft mehr. Plötzlich hole ich tief Luft, stehe auf und höre mich sagen: »Danke, Herr Professor! Ich möchte mir aber gerne noch eine zweite Meinung anhören, bevor ich entscheide, was ich mache.«

Ich gebe ihm die Hand und gehe.

Als ich im Auto sitze, bricht alles um mich herum zusammen. Ich weiß nicht mehr weiter. In meinem Kopf höre ich jetzt nur noch ein Wort: künstlicher Ausgang. Ich weiß, dass ich mit so etwas nicht leben kann, nicht leben will. Da ist es wohl besser, wenn der Krebs siegt und ich sterbe, denke ich und spüre, wie Tränen langsam über meine Wangen laufen.

In der darauffolgenden Woche kommt es mir vor, als würde ich unter Drogen stehen. Ich bin wie in Watte gebettet. Nichts dringt so richtig zu mir durch. Meine Gedanken kreisen immer nur um den letzten Satz, den der Chirurg zu mir gesagt hat: »Danach werde ich Sie operieren und Ihnen einen künstlichen Ausgang anlegen.«

»Fall siebenmal hin,
aber steh achtmal auf.«

Asiatischer Spruch

Ein neuer Morgen

Mittwoch, der 17. Oktober 2005

Als ich am Morgen in meinem Bett aufwache, hole ich tief Luft und denke, wie jeden Morgen, welch ein Albtraum! Ein paar Minuten später holt mich die Realität ein und ich weiß, dass es kein Albtraum ist, sondern Wirklichkeit. Ich habe Krebs und, was noch viel schlimmer ist, ich bekomme ein Stoma.

An jenem Morgen ist es so weit. Ich habe den nächsten Termin bei einem zweiten Chirurgen. Er gilt als *der* Experte, was Darmoperationen betrifft. Da stehe ich nun vor seiner Tür. Als er herauskommt, ruft er meinen Namen und bittet mich, mitzukommen. Er geht vor, setzt sich hinter seinen Schreibtisch, lächelt mich an und sagt: »Bitte, Herr Herz, was kann ich für Sie tun?«

Nachdem ich ihm alles erklärt habe und er meine Befunde durchgesehen hat, richtet er sich auf, sieht mir, ohne ein Wort zu sagen, in die Augen und zeigt mir mit seinem Gesichtsausdruck sein tiefes Mitgefühl. Er lässt mir Zeit, alles zu fragen, was ich wissen will, und erklärt mir dann, wie er vorgehen würde.

Zunächst empfiehlt er mir die Durchführung
einer Computertomografie (CT), um die genaue
Lage des Tumors zu bestimmen. Dann würde
auch er zuerst eine Strahlentherapie in Kombination mit einer Chemotherapie anraten,
danach zwei bis drei Wochen Erholungspause
und im Anschluss die Operation. Er meint
ebenfalls, dass ich ein Stoma, einen künstlichen Darmausgang, brauchen werde, aber auch,
dass mit der Strahlen- und Chemotherapie der
Tumor so weit zurückgehen kann, dass wir nach
einem halben Jahr wahrscheinlich rückoperie-
ren können. Ob ich nach der Operation eine
weitere Chemotherapie brauche, könne er zum
jetzigen Zeitpunkt nicht sagen. Wenn noch keine
Metastasen vorhanden sind, eher keine. Das
würde jedoch, wenn es so weit ist, der Onkologe
mit mir besprechen.

»Überlegen Sie es sich und wenn Sie einverstanden sind, haben Sie in einer Woche einen
Termin bei mir. Aber ich muss Ihnen ehrlich
sagen, Herr Herz, der Weg wird nicht leicht,
aber Sie werden ihn schaffen.«
Er steht auf, gibt mir die Hand und begleitet

mich hinaus. Vor der Tür drückt er mir eine Visitenkarte in die Hand.

»Wenn Sie es sich überlegt haben, rufen sie mich an, Herr Herz.«

Auf der Fahrt nach Haus laufen mir wieder Tränen über die Wangen. Doch dieses Mal nicht aus tiefster Verzweiflung wie beim letzten Mal, sondern nun sind es Tränen der Hoffnung. Ich weiß, dass es ein schwerer Weg werden wird, aber mit diesem Arzt habe ich von Gott eine Möglichkeit bekommen, den Krebs zu überleben und mit etwas Glück auch das Stoma nicht zu brauchen.

Danach geht alles sehr schnell. Wie vereinbart gehe ich eine Woche später in sein Spital, um die besprochenen Untersuchungen durchführen zu lassen und danach mit der Therapie zu beginnen.

Wie sich bei der Untersuchung herausstellt, ist mein Tumor bereits fortgeschritten. Stadium III wird vermutet, ganz sicher könne man erst nach der Operation sein, wird mir mitgeteilt. Um mir ein Bild von der Situation zu machen, was das für mich bedeutet, recherchiere ich im Internet. Nach ein paar Minuten werde ich auch sofort fündig.

Auf einer medizinischen Internetseite finde ich heraus, dass Stadium III als fortgeschritten gilt und darum schwer zu behandeln ist. Damit erhöht sich die Gefahr, dass der Tumor nicht ganz entfernt werden kann und wieder auftritt bzw. Metastasen in anderen Organen ausbildet. Fünf Jahre nach der Operation leben noch zwischen 30 und 50 Prozent der Patienten. Aber auch bei Stadium III gibt es gute Heilungschancen, wenn schnell gehandelt und richtig therapiert wird. Weiters wird zu einer Kombination aus Strahlen- und Chemotherapie geraten, um eventuell einen künstlichen Darmausgang zu vermeiden.

Jetzt weiß ich, dass ich auf dem richtigen Weg bin.

Der Kampf beginnt

Montag, der 14. November 2006

Meine Frau bringt mich in die Klinik, wo ich mit der Strahlentherapie den Kampf gegen den Krebs beginne. Die erste und letzte Woche werde ich stationär aufgenommen, da ich begleitend zur Strahlentherapie auch eine Chemotherapie verabreicht bekomme.

Am nächsten Tag ist es so weit. Ich liege in einem Raum unter einem riesigen Gerät, einem Beschleuniger, wie mir erklärt worden ist. Es geht los und ich habe riesengroße Angst. Ich höre, wie sich dieser Apparat um meinen Körper dreht, und jedes Mal, wenn er bestrahlt, ertönt ein eigenartiges Geräusch und ich sehe ein grelles Licht. Es kommt mir vor, als würde die Bestrahlung eine Ewigkeit dauern. Als alles vorbei ist, gehe ich auf mein Zimmer und werde an die Chemotherapie angeschlossen.

Die erste Woche vergeht und ich habe meine erste Dauerchemotherapie für sieben Tage beendet. Abgesehen von einer leichten Übelkeit und einer andauernden Müdigkeit ist es gar nicht so schlimm gewesen.

Die nächsten drei Wochen werde ich jeden Tag von einem Krankentransport ins Spital gebracht, um meine tägliche Strahlendosis zu bekommen. In der dritten Woche ist durch die Bestrahlung mein Enddarm schon so stark verbrannt, dass ich ohne Morphium nicht mehr auf die Toilette gehen kann. In der letzten Woche und der Woche danach erreichen die Schmerzen ihren Höhepunkt. Damit ich es noch irgendwie aushalte, habe ich mir ein Ritual für den Toilettengang zurechtgelegt. Zuerst nehme ich mein Morphium, anschließend setze ich mich in das mit Eiswasser gefüllte Bidet, dann gehe ich auf die Toilette und danach setze ich mich sofort wieder ins Eiswasser. Nachdem die Schmerzen durch das Eiswasser wieder erträglich sind, lege ich mich für eine halbe Stunde ins Bett, versuche, mich nicht zu bewegen, und warte, bis die Schmerzen ganz abklingen. Meine Essenszufuhr reduziere ich nun auf das Notwendigste, aus Angst vor den Schmerzen danach.

Doch auch diese Zeit geht vorbei und es folgen die drei Erholungswochen ohne Strahlen- und Chemotherapie. In diese Zeit fällt auch Weihnachten, was alles für mich noch schwieriger macht, da ich mich immer wieder frage, ob es die letzten Weihnachten mit meiner Familie sein werden. Natürlich verheimliche ich diese Gedanken vor meiner Frau und meinen Kindern, damit wenigstens sie die eventuell letzten Weihnachten mit mir unbeschwert verbringen können. In dieser Zeit wird mir klar, was es bedeutet, sich von seinen Liebsten innerlich zu verabschieden. Für mich sind diese Weihnachten die besinnlichsten und traurigsten zugleich.

Dienstag, der 10. Jänner 2006

Nachdem die drei Erholungswochen vorbei sind und ich wieder zu Kräften gekommen bin, fahre ich ins Krankenhaus und bereite mich auf den schwierigsten Weg vor, den ich bisher in meinem Leben gehen musste. Habe ich am Anfang noch gehofft, die Strahlen- und Chemotherapien hätten den Krebs vollständig vernichtet, wurde ich nach der CT-Kontrolle sofort eines Besseren belehrt. Er ist er immer noch da. Wenn auch kleiner, aber immer noch da. Das heißt, die Operation mit dem Stoma muss durchgeführt werden.

Donnerstag, der 12. Jänner 2006

Nachdem alle Vorbereitungen für die Operation getroffen sind, kommt Prof. Dr. Berner noch einmal in mein Zimmer und setzt sich zu mir. »Herr Herz, morgen werde ich Sie operieren. Haben Sie ein Problem damit, dass morgen Freitag der 13. ist?«, fragt er mich. »Wenn ja, verschiebe ich den Termin gerne auf Montag.«

Da ich ihm anscheinend glaubhaft versichern kann, dass es für mich kein Problem ist, verabschiedet er sich und sagt: »Wir sehen uns morgen. Versuchen Sie zu schlafen!«

Freitag, der 13. Jänner 2006

Am nächsten Morgen werde ich sehr früh geweckt und für die Operation vorbereitet. Die Operation wurde für 08:00 Uhr angesetzt, da sie zwischen sechs und acht Stunden dauern wird. Kurz darauf werde ich auch schon in den Operationssaal geschoben, auf den OP-Tisch gesetzt und bekomme mein Operationshemd ausgezogen. Der Anästhesist schließt mir eine Leitung an und sagt: »Jetzt werden Sie gleich schlafen.« Ich spüre noch, wie mir im Sitzen in den Rücken gestochen wird, um eine Leitung in den Kanal der Wirbelsäule einzuführen. Über diese Leitung werde ich die nächsten Tage Schmerzmittel direkt in den Wirbelkanal bekommen. Ich werde nun langsam auf den Operationstisch gelegt, für die Operation in die richtige Position gebracht und schlafe ein.

Verzweiflung

Samstag, der 14. Jänner 2006

Ich wache auf der Intensivstation auf und sehe meine Frau neben meinem Bett sitzen. »Es ist alles gut gegangen«, sagt sie zu mir und lächelt mich an, in ihren Augen ist jedoch ein Schimmer von Verzweiflung zu erkennen.

Am Nachmittag erfahre ich dann den Grund dafür. Der Krebs war so weit fortgeschritten, dass der Chirurg endständig operieren musste, was bedeutet, dass die Rückoperation des künstlichen Ausgangs nicht wie am Anfang geplant durchgeführt werden kann. Durch die starken Schmerzmittel schlafe ich die meiste Zeit und realisiere gar nicht, was dies für mein weiteres Leben bedeutet.

Montag, der 16. Jänner 2006

Nach drei Tagen auf der Intensivstation werde ich auf die normale Station verlegt. Die nächsten Tage sind von starken Schmerzen und tiefster Verzweiflung geprägt. Ich will so nicht mehr weiterleben und wehre mich gegen jeglichen Fortschritt.

Ich liege im Bett und starre auf das vor mir an der Wand hängende Kreuz. In einem inneren Wutanfall schreie ich zum Kreuz hinauf: »Jetzt hilf mir! Ich habe nichts verbrochen. Ich habe in meinem Leben niemandem etwas angetan. Das ist nicht gerecht. Hilf mir!«

Am Abend besucht mich mein Freund und Arzt und ist sichtlich betroffen von meinem Zustand. Trotz der Verabreichung sehr starker Medikamente habe ich starke Schmerzen. Seit ich von der Intensivstation auf die normale Station verlegt worden bin, habe ich nicht mehr geschlafen. Ich bin an einem Punkt angelangt, an dem ich innerlich darum flehe, sterben zu dürfen.

Montag, der 23. Jänner 2006

Eine Woche später beginnt sich eine Stimme in meinem Kopf bemerkbar zu machen, die mir immer wieder sagt: »Steh auf und nimm dein Leben in die Hand!«

Ab diesem Moment geht es rasch bergauf. Ich beginne mich zu bewegen und meinen Körper wieder zu trainieren, indem ich im Krankenhaus eine Runde nach der anderen auf dem Gang drehe. Ich weiß jetzt, ich muss unbedingt hier raus. Jetzt ist auch die Zeit gekommen, dass Karin meinen zehn Jahre alten Sohn Sebastian mit ins Spital bringen soll. Nach der Operation habe ich mich geweigert, Besuch zu empfangen. Einzig meine Frau und meine engsten Familienmitglieder durften zu mir. Ich wollte auch meine Kinder nicht sehen, denn ich wollte ihnen den Anblick ihres sterbenden Vaters ersparen. Sie sollten mich so in Erinnerung behalten, wie ich vor der Krebserkrankung war.

Als Sebastian dann durch die Tür kommt und zu mir läuft, bin ich so glücklich wie an jenem Tag, als er zur Welt gekommen ist und ich ihn das erste Mal in meinen Armen hielt. Einen Tag später sind auch Elisa und David, unsere zweijährigen Zwillinge, dabei und wir sind endlich wieder als Familie vereint.

Nachdem ich wieder einigermaßen zu Kräften gekommen bin und die Operationsnarben gut verheilt sind, werde ich nach Haus entlassen.

Am Anfang kann ich wegen der Operationswunden weder auf dem Rücken noch auf dem Bauch liegend schlafen. Daher sitze ich die ersten Nächte im Wohnzimmer vor dem Fernseher und döse etwa im Fünfminutentakt durch die Nacht.

Donnerstag, der 9. Februar 2006

Nach ungefähr einer Woche versuche ich wieder im Bett zu schlafen. Ich richte mir mehrere Kissen zurecht, damit ich während der Nacht in einer Position fixiert bleibe. Mich umzudrehen, verursacht noch immer sehr starke Schmerzen, doch ich bin froh, wenigstens wieder in einem Bett liegen zu können. Ich schaue beim Fenster hinaus in die Nacht, weiß, dass es jetzt wieder bergauf geht, und schlafe ein. Einen Moment später wache ich gleich wieder auf. Doch irgendetwas hat sich verändert. Ich bin nicht richtig wach, bin irgendwo anders. Im gleichen Moment weiß ich, dass ich in meinem Bett schlafe, und doch bin ich irgendwie wach. Unter mir sehe ich meinen Körper, wie er schläft. Plötzlich ist alles um mich herum verschwunden, eigenartig nebelig, und aus diesem Nebel höre ich eine Stimme, die zu mir spricht: »Du bist hier, um dich zu erholen. Hier hattest du keine Operation. Schau auf deinen Bauch und sieh selbst!«

Als ich nach unten schaue, ist da gar nichts, keine Narben, keinerlei Hinweise auf irgendeine Operation. Doch ich weiß, dass ich Krebs habe und operiert wurde. Im gleichen Moment spüre ich eine tiefe, innere Ruhe und Zufriedenheit. Ich möchte hierbleiben.

»Du kannst nicht hierbleiben. Du bist nur hier, um dich zu erholen«, höre ich die Stimme sofort auf meine Gedanken antworten.

Gleich darauf wache ich auf. Was ist geschehen? Ich bin doch erst vor ein paar Minuten zu Bett gegangen. Wo ist die Nacht geblieben? Die Sonne lacht durchs Fenster herein und es ist Morgen. Die Nacht ist vorbei.

Ich krieche langsam aus meinem Bett und spüre, irgendetwas ist passiert. Ich spüre eine neue Kraft, eine Art neuen Lebensgeist, in mir. Ich fühle mich, als ob ich die Kraft der ganzen Erde in mich aufgenommen hätte.

Beim Frühstück erzähle ich Karin von meinem seltsamen Traum. Verwundert sieht sie mich an. An ihrem Gesichtsausdruck erkenne ich, dass sie nicht wirklich etwas damit anfangen kann bzw. nachvollziehen kann, was ich ihr gerade erklärt habe.

Der Tag vergeht und eigenartigerweise freue ich mich schon auf die nächste Nacht. Nachdem ich eingeschlafen bin, wiederholt sich das gleiche Szenario wie in der Nacht zuvor. Sieben Nächte lang geschieht immer das Gleiche. Jede Nacht bin ich in dieser nebelartigen Umgebung und jedes Mal ist da diese Stimme. Jedes Mal wache ich danach auf, die Nacht ist vorbei und ich habe die Zeit für die Nacht verloren.

Nach dieser Woche geht es mir mit jedem Tag besser und ich bin körperlich und psychisch wieder fit, als der Tag der Besprechung meiner Befunde da ist.

»Drei Dinge sind unerlässlich:
großer Zweifel, großes
Vertrauen und großes
Durchhaltevermögen.«

Zenweisheit

Bitte, lieber Gott, lass mich sterben

Montag, der 20. Februar 2006

Die zuständige Onkologin erklärt mir, dass alles gut gelaufen ist: »Der Chirurg hat alles rausgeschnitten, die Blutwerte sind gut und die Tumormarker nicht gestiegen. Leider waren in einem Lymphknoten Metastasen. Daher würden wir eine Chemotherapie empfehlen, Herr Herz.«

In dem Moment merke ich, wie sich alles in mir gegen diese Chemotherapie wehrt. Zuerst lehne ich sie ab, aber nach gutem Zureden meiner Familie und vor allem meiner Frau stimme ich doch zu. Als die Onkologin mir erklärt, dass ich einen fixen Anschluss in die Hohlvene im Hals bekommen soll, will ich davon jedoch nichts hören und erkläre ihr: »Frau Doktor, entweder Sie können mir die Chemo direkt in die Armvene verabreichen oder ich mache keine. Ich lasse mich nicht noch einmal operieren.«
»Herr Herz, machen Sie sich keine Sorgen. Es ist nur eine kleine Operation. Sie brauchen dafür nicht einmal eine Vollnarkose!«
»Entweder in die Armvene oder ich stehe auf und gehe«, beharre ich auf meiner Entschei-

dung. »Eine weitere Operation kommt für mich nicht infrage.«

Die Onkologin sieht mich verständnislos an und meint nur: »Nun gut, aber Sie werden einen ganzen Tag bei uns sein. Dieses Medikament ist sehr schmerzhaft, wenn man es zu schnell in eine dünne Vene verabreicht. Wir können es nur tröpfchenweise über den Tag verteilt verabreichen.« »Ist in Ordnung, ich habe Zeit«, erwidere ich, verabschiede mich und gehe.

Montag, der 27. Februar 2006

Eine Woche später verabreicht man mir eine Kombination aus Infusionen und Tabletten. Alle drei Wochen werde ich jetzt diesen Chemococktail bekommen.

Die Onkologin hat recht gehabt. Damit diese Substanz nicht allzu starke Schmerzen bei der Verabreichung verursacht, sitze ich fünf Stunden in der Ambulanz. Alle paar Sekunden gelangt ein Tropfen des Medikaments in meine Vene. Als ich am Abend wieder zu Haus bin, ist meine Haut gelblich-grün.

Nach dieser Chemotherapie geht es mir die

ersten zwei Tage sehr schlecht. Danach erhole ich mich langsam wieder.

Dienstag, der 14. März 2006

Ab der zweiten Sitzung wird es schlimmer. Ich kann keine Kälte mehr aushalten und die Haut auf meinen Handflächen und Fußsohlen beginnt sich abzulösen, was zu erheblichen Schmerzen beim Berühren bzw. Gehen führt. Ich liege jetzt schon länger im Bett und die Phasen, in denen ich aufstehen kann, werden immer kürzer.

Montag, der 3. April 2006

Wochen später liege ich wieder auf der Onkologie, um meine dritte Chemotherapie zu bekommen. Die Wirkung ist nun schon so stark, dass ich danach zu Haus nur noch im Bett liegen und nicht mehr aufstehen kann. Ich spüre, wie ich innerlich langsam sterbe. Ich liege im Bett und fühle, wie sich rund um mich herum der Tod ausbreitet.

Insgeheim weiß ich, dass ich durch diese Phase des Leidens gehen muss. In diesem Moment fällt mir ein Spruch Buddhas ein:

»Wer die Morgenröte sehen will, muss durch die Dunkelheit gehen.«

Mit jedem Tag werde ich schwächer und schwächer und die Dunkelheit rund um mich nimmt zu. Ich bin neuerlich an einem Punkt angelangt, an dem ich nur noch sterben möchte.

»Bitte, lieber Gott, lass mich sterben. Ich kann nicht mehr«, flehe ich leise vor mich hin.

In diesem Moment ist die Stimme wieder da.

»Du musst dich jetzt entscheiden. Du bist an einem Punkt angekommen, an dem du nicht mehr umkehren kannst, wenn du weitergehst.«

Ich liege mit halb geöffneten Augen in meinem Bett. Mein Atem ist nur mehr sehr flach und oberflächlich. Meine Frau sitzt neben mir und hält mir die Hand.

»Ich muss mit der Chemotherapie jetzt aufhören. Ich kann nicht mehr«, flüstere ich ihr mit schwacher Stimme zu.

Sie sieht mich an und nickt mit Tränen in den Augen.

»Eine weitere wirst du wohl nicht mehr schaffen«, meint auch sie. »Hör auf damit.«

Daraufhin beende ich die Chemotherapie – sehr zum Ärger meiner Onkologin.

In den Wochen darauf erhole ich mich von dem Gift und es geht mir von Woche zu Woche wieder besser. Die folgenden Monate beobachtet mein Freund und Hausarzt, ob die Tumormarker in meinem Blut steigen, da die Onkologin, nachdem ich die Chemotherapie abgebrochen habe, nichts mehr von mir wissen wollte.

Er ist zurück

Montag, der 5. Juni 2007

Zu Beginn der Therapie haben meine Frau und ich mit Freunden vereinbart, dass wir, wenn alles gut geht, gemeinsam nach Paris fliegen werden, um meine Genesung zu feiern. Nun ist der Tag gekommen und wir buchen unsere gemeinsame Reise.

Zwei Wochen vor unserem Abflug habe ich noch eine Routinekontrolle bei meinem Facharzt. Nachdem er mich genau untersucht hat, setzt er sich zu mir und sagt: »Herr Herz, ich muss Ihnen leider sagen, dass Sie jetzt Hodenkrebs haben. Aber im Gegensatz zum letzten Mal wird es wenigstens keine große Operation mehr.«

Am nächsten Tag liege ich wieder im OP-Hemd vor dem Operationssaal, doch dieses Mal ist es zum Glück wirklich so, wie der Arzt es prophezeit hat. Keine große Operation. Meine Leiste wird geöffnet und der Tumor entfernt. Nach drei Tagen im Spital werde ich nach Haus entlassen und sitze eine Woche später im Flugzeug nach Paris.

Die Tage in Paris sind wunderbar. Durch die Stadt und die neuen Eindrücke verschwinden meine Gedanken an die letzte Zeit und ich komme gut erholt zurück.

Einen Monat später werde ich überraschend von der Onkologie zur Befundbesprechung gebeten, was meine Stimmung nicht hebt. In der Zwischenzeit habe ich mich im Internet über Hodenkrebs und die möglichen Folgen hinsichtlich Therapie und Operationen informiert. Die Chemotherapie wird als sehr schwer verträglich beschrieben und in mir kommen die Bilder und Erinnerungen an die letzte Chemotherapie hoch. Als Alternative wird eine Operation angeführt, eine sogenannte retroperitoneale Lymphadenektomie. Ich klicke auf den Link und beginne zu lesen.

Um die Metastasen zu entfernen, wird der Bauchraum vom unteren Rand des Brustbeins bis zur Oberkante des Schambeins geöffnet und freigelegt. Danach werden neben den Lymphbahnen sämtliche Lymphknoten entfernt. Die Operation ist sehr belastend und schmerzhaft. Zudem ist die Komplikationsrate nach einer RLA nicht unerheblich.

Wieder sitze ich vor meinem Computer und weiß nicht mehr weiter. Ich weiß nur, dass ich das alles nicht mehr will und dass ich das nicht noch einmal schaffe.

Mittwoch, der 11. Juni 2007

Mein Onkologe erklärt mir, dass derzeit keine weiteren therapeutischen Schritte notwendig sind. Tumormarkerkontrollen im Krankenhaus alle drei Monate würden aus seiner Sicht im Moment ausreichen. Ich sitze und spüre, wie ich ganz tief durchatme und ruhig werde. Gott sei Dank, geht es mir durch den Kopf. Gott sei Dank. Da ich keine neuerliche Chemotherapie will und schon gar keine weitere große Operation, beginne ich nach dem Gespräch mit dem Onkologen das tibetische Totenbuch zu lesen. Ich will mich vorbereiten und werde den Tod aufrecht erwarten, sollte es diesmal so weit sein.

Die nächsten Monate verlaufen ruhig, die Blutwerte bleiben stabil und die Tumormarker verändern sich zum Glück auch nicht. Da ich wieder fit bin, beginne ich jetzt wieder im Sitzen zu meditieren. Es scheint, als hätte ich es endlich überstanden.

»*Selbst im tiefsten Winter*
tragen die Bäume
Frühjahrsknospen.«

Zenweisheit

Die ersten Metastasen

Dienstag, der 10. Oktober 2008

Es ist ein Tag wie jeder andere. Ich sitze im Lotussitz auf meinem Kissen und beginne mit der Meditation, als ich plötzlich ein leichtes Stechen im Bauchraum spüre, das aber gleich wieder vergeht. Ich sitze in meiner meditativen Haltung und weiß, die ersten Metastasen sind da.

Nach der Meditation rufe ich meinen befreundeten Arzt an und frage ihn, ob man es spüren kann, wenn Metastasen wachsen. Er lacht und meint dann: »Nein, das spürt man nicht. Mach dir keine Sorgen!«

Zwei Wochen später sind sie in der CT sichtbar. Ich habe entlang des Nierenstiels, neben der Bauchaorta, mehrere ein Millimeter große Metastasen.

Ich entscheide mich, in Absprache mit meinem Onkologen, vorerst nichts zu unternehmen, abzuwarten und zu beobachten. Drei Monate später sind die Metastasen bereits fünf Millimeter groß und mein Onkologe meint, dass wir nicht mehr länger warten sollten und sie chirurgisch entfernen müssen. Doch ich entscheide mich zu warten.

Nach drei Monaten, als ich gerade wieder beim Meditieren sitze, ist dieses Ziehen wieder da, doch dieses Mal fühle ich es unter dem Brustbein. Jetzt habe ich auch Metastasen im Brustkorb, geht es mir durch den Kopf. Eine Woche später bestätigt die CT, dass ich auch im Brustkorb Metastasen habe. Mein Onkologe drängt mich neuerlich, nicht mehr länger zu warten und sofort zu operieren. Da ich nicht mehr weiterweiß, jedoch unter keinen Umständen eine weitere Chemotherapie über mich ergehen lassen möchte, willige ich ein.

Wieder sitzen Karin und ich im Krankenhaus und lassen uns die Eingriffe erklären. Zuerst sollen die Metastasen aus dem Bauchraum entfernt werden. Dazu wird wieder der gesamte Bauch geöffnet. Circa zwei Monate danach soll dann der Brustkorb geöffnet werden, um die Metastasen zwischen Lunge und Herz herauszuschneiden.

Du bist nie allein

Eine Woche später liege ich in meinem Kran-
kenhausbett und warte auf meinen Chirurgen,
damit er mit mir die Papiere durchgeht, bevor
ich am nächsten Morgen wieder operiert werde.
Er kommt bei der Tür herein und lächelt mich
an. »Hallo, Herr Herz! Morgen werden wir es
angehen.«
Er setzt sich zu mir und geht mit mir die Unter-
lagen durch. Gegen Ende des Gesprächs wird
er stiller und nachdenklicher und sieht mich an.
»Herr Herz, ich muss Sie darauf aufmerksam
machen, dass Sie während dieser Operation
auch sterben können.«
Ich sehe ihn lächelnd an und sage: »Das ist mir
klar, Herr Doktor. Ich weiß, dass dieses Risiko
bei jeder Operation besteht.«
»Ja, ja, dieses Risiko besteht immer, aber das
meine ich nicht, Herr Herz. Da die Metastasen
direkt an der Bauchaorta liegen, ist die Operation nicht ungefährlich. Sollten wir bei der Operation die Bauchaorta verletzen, haben wir eine
Herz-Lungen-Maschine und jede Menge Blut-
konserven für Sie bereitgestellt. Es tut mir leid,

aber ich muss Sie über die Risiken aufklären. Aber machen Sie sich keine Sorgen. Es wird alles gut gehen und wir sind bestens vorbereitet. Wenn ich Sie nun bitten darf, mir die Erklärung zu unterschreiben, dass Sie über alle Risiken aufgeklärt wurden und mit der Operation einverstanden sind.«

Ich unterschreibe, er lächelt mich an und verabschiedet sich mit den Worten: »Bis Morgen, Herr Herz.«

Ich liege in meinem Bett und meine Gedanken kreisen nun immer wieder um das Wort Sterben. Soll mein Leben zu Ende gehen? Da ich immer unruhiger werde, gehe ich nach draußen, setze mich auf eine Parkbank und zünde mir eine Zigarette an. Leider habe ich es bis zu diesem Zeitpunkt noch nicht geschafft, das Rauchen endlich sein zu lassen. Im Grunde genommen will ich auch gar nicht aufhören, denn in mir ist da eine andere Stimme, die immer sagt: »Bei dem Gift, das sie schon in dich hineingepumpt haben, ist die Zigarette wohl das kleinste Problem, das du hast.«

Plötzlich spüre ich, wie eine schleichende Angst immer näher kommt. Ich will noch nicht sterben. Ich bin doch noch viel zu jung. Ich möchte wie alle anderen Väter auch sehen, wie meine Kinder groß werden. Ich möchte meine Tochter zum Altar führen und mit Karin gemeinsam alt werden, geht es mir durch den Kopf. In dem Moment wird mir klar, wie sehr ich nach der letzten Bauchoperation gelitten habe.

Morgen ist es wieder so weit. Abermals wird mein gesamter Bauch geöffnet und wie beim ersten Mal sind acht Stunden für die Operation vorgesehen. Doch was, wenn ich dieses Mal nicht mehr aufwache? Was, wenn ich sterbe? Ich will noch nicht sterben. Ich will leben, so wie jeder andere auch. Warum muss ich diesen Weg gehen, diesen Weg, auf dem nur Schmerz und Verzweiflung zu finden sind?

Während ich auf der Parkbank in Gedanken versunken sitze, spüre ich, wie sich Tränen vereinzelt den Weg über mein Gesicht nach unten bahnen. Wieder habe ich dieses Gefühl, als ob ich ganz allein auf dieser Welt bin und niemand da ist, der mir hilft. Am liebsten würde ich mich in mein Auto setzen, einfach drauflosfahren und alles hinter mir lassen.
»Was soll ich machen? Wer kann mir helfen?«,

höre ich mich denken.

»Niemand, niemand kann dir helfen. Niemand kann dir diesen – deinen – Weg abnehmen, doch du bist nicht allein, du warst nie allein und du wirst nie allein sein.«

Die Stimme ist wieder da. Wie oft habe ich mich nach dieser Stimme gesehnt, doch sie ist, nachdem ich die Chemotherapie abgebrochen habe, nicht mehr gekommen. Und jetzt, da ich wieder in einer so schwierigen Zeit bin, kehrt sie zurück.

»Ich war nie weg. Du hast mich nur nicht gehört, nicht wahrgenommen«, höre ich sie in mir. Ich spüre, dass die gleiche Energie, die mich schon beim letzten Mal begleitet und getragen hat, wieder da ist. Plötzlich wird mir klar, dass wir nie allein sein können, da wir ständig eingebunden sind in ein System aus Energie und Bewusstsein. In dem Moment fällt mir eine Geschichte ein, die ich einmal auf einer CD von Rainhard Fendrich gehört habe:

Ich träumte, mein bester Freund ginge mit Gott am Strand spazieren. Die Sterne leuchteten und er erkannte seine Vergangenheit wieder. Er sah doppelte Fußspuren im Sand und fragte Gott, was dies bedeutet. Gott antwortete: »Seitdem du dich für mich

entschieden hast, habe ich dich immer begleitet.«
Doch dann sah der Freund eine Strecke lang nur
eine einzige Fußspur und erkannte, dass das die
schwerste Zeit seines Lebens war, und er fragte Gott:
»Wo warst du während dieser Zeit? Warum hast du
mich verlassen?«
Gott antwortete: »Ich habe dich nie verlassen. Da, wo
du nur eine Spur siehst, da habe ich dich getragen.«

Ich blicke auf und sehe jetzt zum ersten Mal
den kleinen Baum, der vor mir in voller Blüte
steht. Ich betrachte ihn und spüre, wie ich immer mehr in seinen Bann gezogen werde. In
dem Moment habe ich das Gefühl, als würde
mich der Baum verstehen, als würde er mir zu-
hören. Zugleich wird um mich herum alles still.
Das Denken kommt zur Ruhe und ich spüre
eine innere Ruhe, wie ich sie schon lange nicht
mehr gefühlt habe. Ich weiß nicht, wie lange ich
so dagesessen bin, doch als es um mich herum
dunkel wird und die Nacht hereinbricht, gehe
ich in mein Zimmer zurück. Ich lege mich in
mein Bett und schlafe ein.

Freitag, der 21. März 2008

Am nächsten Morgen weckt mich ein Pfleger

und gibt mir ein weißes Hemd und eine Tablette als Vorbereitung für die Operation. Ich ziehe das Hemd an, nehme die Tablette, lege mich hin und schreibe noch schnell eine SMS an meine Freunde. Ich rufe meine Frau an und sage ihr, dass es gleich losgeht. Einen Moment später werde ich auch schon zum Operationssaal geschoben und auf den Operationstisch gehoben. Ein kleiner Stich und die Leitung für die Narkose ist gelegt. Eine Minute später bin ich auch schon wieder weggetreten. Und wieder werden mir Stunden meines Lebens fehlen.

Ich wache auf und habe Schmerzen. Es fühlt sich an, als ob der gesamte Unterleib zerfetzt ist. Ich schreie und tobe wie wild. Mir wird sofort eine Schmerzpumpe angelegt und eine doppelte Ladung reingeschossen. Ein paar Sekunden später liege ich ruhig und sediert im Bett.

»Es ist alles in Ordnung, Herr Herz. Die Operation ist gut verlaufen. Wir haben alles herausbekommen«, erklärt mir der Anästhesist.

Die Schmerzpumpe ist für die nächsten zwei Tage mein bester Freund. Am dritten Tag geht es mir

schon so gut, dass ich keine weiteren Schmerzmittel mehr brauche. Die Schmerzpumpe, alle
Leitungen und Schläuche werden entfernt.
Zwar ist meine Bauchnaht noch nicht verheilt,
aber ich will unbedingt hinaus in die Sonne.
Ab diesem Zeitpunkt geht es rasch bergauf.
Ich sitze jetzt jeden Tag im Areal des Krankenhauses in einem Kaffeehaus und genieße das
schöne Wetter.

Montag, der 31. März 2008

Da ich in den letzten Tagen immer wieder darum gebeten habe, wegen meines guten Allge-
meinzustands nach Haus entlassen zu werden,
kommt heute der Primarius der Klinik vorbei,
um sich ein Bild zu machen. Er ist bis vor Kur-
zem auf einem Kongress gewesen, weshalb
er mich noch nicht kennt. Bei der Visite wird
ihm erklärt, wie viel Pech ich schon in meinem
Leben gehabt und was ich in den letzten Jahren
alles durchgemacht hätte. Er dreht sich zu mir
um und sieht mich an.
»Herr Herz, es ist nicht üblich, nach so einer
großen Operation schon so früh nach Hause
zu gehen. Außerdem ist ihre Bauchnaht noch
nicht ganz verheilt. Nach so einer Operation

sollte man zumindest 14 Tage im Spital bleiben. Darüber hinaus glaube ich, dass es auf ein paar Tage mehr oder weniger nicht mehr ankommt, so lange wie Sie schon im Spital waren. Ich würde sagen, wir entfernen morgen die Klammern Ihrer Bauchnaht und sehen uns dann in sagen wir vier Tagen wieder. Einverstanden?«

Nein, natürlich war ich mit seiner Sicht der Dinge nicht einverstanden.

»Herr Professor, zuerst möchte ich Ihnen sagen, dass es mir sehr gut geht, und so ganz stimmt das mit dem Pech und dem, was ich in den letzten Jahren erlebt habe, nicht. Es stimmt, dass ich in den letzten drei Jahren sehr viel erlebt und auch sehr viel Leid kennengelernt habe, aber wenn ich auf die 40 Jahre, die ich bis jetzt gelebt habe, zurückblicke, war die überwiegende Zeit für mich sehr schön. Ich hatte bis jetzt ein tolles Leben. Zusammengerechnet würde ich sagen, dass von den 40 Jahren vielleicht ein bis zwei Jahre wirklich schlimm waren. Doch in Summe war mein Leben bis jetzt sehr gut und ja, die Bauchnaht ist noch nicht verheilt, doch das kann sie ja zu Hause auch. Ich gehe die letzten Tage jeden Tag nach der Visite ins Kaffeehaus und sitze ein paar Stunden in der Sonne und lese. Im Zimmer bin ich nur für die Visite, zum

Essen und über Nacht. Und ja, ich war in meinem Leben schon öfter für eine längere Zeit im Spital und werde wahrscheinlich auch in Zukunft noch ins Spital müssen. In zwei Monaten wird mir der Brustkorb geöffnet, da ich auch dort Metastasen habe, die heraus müssen. Ich muss so schnell wie möglich wieder fit werden, damit ich mich auch auf diese Operation vorbereiten kann. Gerade deshalb ist für mich jeder Tag, den ich nicht im Spital verbringen muss, ein Gewinn. Natürlich werde ich noch bleiben, wenn Sie der Meinung sind, dass es notwendig ist. Ich ersuche Sie nur, mich zu entlassen, sobald Sie der Meinung sind, dass ich nach Hause kann.«

Er sieht mich mit einem verwunderten Blick an, lächelt und sagt nur: »Schauen wir mal, Herr Herz. Ich verspreche Ihnen, dass Sie, sobald es geht, nach Hause können.«

Dann gibt er mir die Hand, verabschiedet sich und geht.

Am nächsten Tag werden die Klammern der Bauchnaht entfernt, die Wunde wird gereinigt und neu verbunden. Danach werde ich nach Haus entlassen.

» War der Tag nicht
dein Freund, dann war er
dein Lehrer. «

Zenweisheit

Im Flieger nach Rom

Donnerstag, der 24. April 2008

Nachdem ich mich rasch erholt habe, fliege ich mit meiner Frau und Freunden nach Rom. In der Ewigen Stadt sind die letzten Wochen der Schmerzen schnell vergessen und ich erhole mich in diesen Tagen sehr rasch, wenngleich ich am Anfang keine langen Strecken zurücklegen kann.

Die Woche vergeht und wir bereiten uns auf den Rückflug vor. Da wir noch ein wenig Zeit haben, möchten wir noch rasch den ersten Sitz des Papsts besichtigen. Vom Vorplatz der Kirche San Giovanni in Laterano aus gehen wir zuerst zur goldenen Treppe, über die schon Jesus Christus gegangen sein soll. Irgendwie wird in diesem Moment alles um mich herum still. Als wir danach in die Kirche gehen und ich vor den riesigen Statuen der Apostel stehe, überkommt mich wieder diese tiefe Ruhe und Zufriedenheit. Zugleich läuft in mir ein Film über die letzten Jahre ab und ich sehe all das Leid, das ich bis zu diesem Zeitpunkt erlebt habe. Mir wird schmerzlich bewusst, dass ich demnächst wieder im Spital liegen werde, um mir den Brustkorb öffnen und die Metastasen entfernen zu lassen. Schlagartig sind die Ruhe und Zufriedenheit wie weggeblasen und Verzweiflung breitet sich aus. Während ich betrübt an den zwölf Aposteln entlanggehe, ist da plötzlich wieder diese Stimme und ich spüre, dass ich auch dieses Mal nicht allein sein werde und diese tragende Energie mich neuerlich begleiten wird.

Die Glocke

Montag, der 2. Juni 2008

Wir sind mit dem Auto unterwegs zur Thoraxchirurgie, um die letzten Metastasen entfernen zu lassen. In mir hege ich die Hoffnung, dass es die letzte Operation sein wird, da in der Zwischenzeit keine weiteren Metastasen mehr aufgetaucht sind.

Nachdem ich mein Zimmer zugeteilt bekommen habe, läuft alles wieder gleich ab wie bei den Operationen zuvor. Zuerst werden die Voruntersuchungen für die Operation durchgeführt, danach kommt der Chirurg, um mir den

Eingriff zu erklären.

»Herr Herz, wir werden Ihnen seitlich zwischen den Rippen den Brustkorb öffnen, da wir von dort am besten zu den Metastasen kommen. Sie liegen ja, wie Sie wissen, zwischen Herz und Lunge. Aber machen Sie sich keine Sorgen, für uns ist das Routine. Das ist keine sehr große Operation und der Professor wird Sie ja selbst operieren. Wenn Sie noch Fragen haben, können Sie mich jederzeit über die Schwester erreichen.«

Er gibt mir den Einwilligungsbogen zum Unterschreiben, lächelt mich an und geht.

Ich liege in meinem Bett und spüre, wie sich Furcht, Verzweiflung und Angst wieder langsam in meinem Körper ausbreiten. Wie bei der letzten Operation gehe ich hinunter in den Hof, um eine Zigarette zu rauchen, doch irgendetwas hält mich dieses Mal davon ab. Es ist die Stimme, die wieder da ist und zu mir sagt: »Heute ist es besser, wenn du nicht rauchst, denn morgen werden sie deinen Brustkorb öffnen. Da sollte deine Lunge gut erholt sein.«

Im selben Moment ist meine Lust auf eine Zigarette verschwunden und ich gehe zurück auf mein Zimmer. Wieder ist die Nacht vor der Operation da. Ich lege mich ins Bett und schlafe ein.

»Herr Herz, es ist 06:00 Uhr. Bitte stehen Sie auf und gehen Sie gleich duschen. Sie werden um 07:00 Uhr in den Operationssaal gebracht«, fordert mich der Pfleger neben meinem Bett auf.

Nachdem ich geduscht habe, bekomme ich wieder mein Operationshemd und die obligatorische Tablette. 30 Minuten später liege ich von der Tablette schon ganz benommen im Bett und werde den Gang hinunter zum Lift geschoben.
»Wo fahren wir hin?«, frage ich den Pflegehelfer wie leicht beschwipst.
»In den Keller zum Operationssaal«, bekomme ich als Antwort auf meine Frage.
»Ah, liegen eure Operationssäle also im Keller?«
»Nein, nicht alle, nur der Operationssaal in der Druckkammer.«
»Die Druckkammer?«, frage ich belustigt beim Pflegehelfer nach.
»Die Tablette wirkt bei Ihnen ganz schön«, sagt er zu mir und lächelt mich an.
Im gleichen Moment bleibt der Lift stehen, die Tür geht auf und wir fahren im Keller in Richtung Druckkammer. Vor der Druckkammer warten

schon zwei grün gekleidete Frauen auf uns.

»Guten Tag, Herr Herz! Ich bin die Schwester Anna«, sagt die eine zu mir und gibt mir die Hand.

»Herr Herz, können Sie aufstehen und gehen oder müssen wir Sie tragen?«, fragt mich die andere.

»Nein, nein, ich kann schon aufstehen und gehen«, antworte ich und stehe im selben Moment auch schon auf.

»Schön langsam, Herr Herz! Wir halten Sie. Wir müssen nur durch diese runde Öffnung gehen. Achtung, Stufe!«

Drinnen angekommen werde ich gleich auf die Operationsliege gelegt. Danach wird mir das Operationshemd ausgezogen und eine Leitung wird angeschlossen.

»Jetzt wird es in diesem Fass immer voller«, höre ich mich sagen.

Um mich herum steht eine Menge Menschen mit Mundschutz und grünen Kitteln.

»Wie funktioniert denn diese Glocke?«, frage ich den Mann, der neben meinem Kopf steht.

»Mit Glocke meinen Sie wohl unsere Druckkammer«, meint er und beginnt zu erklären: »Nachdem alle da sind, werden wir die Luke schließen und wie mit einem U-Boot abtauchen.

Das heißt, wir führen im Operationssaal einen Druckausgleich durch, damit Ihre Lunge nicht zusammenfällt, wenn wir den Brustkorb öffnen. Wenn wir mit der Operation fertig sind, tauchen wir wieder langsam auf. Wenn wir denselben Druck wiederhergestellt haben wie vor der Operation, können wir die Luke wieder öffnen und bringen Sie zurück ins Zimmer.«

Ein anderer Mann, der gerade hereingekommen ist, stellt sich mir zur Seite, schaut mir in die Augen und sagt: »Jetzt geht es gleich los, Herr Herz. Was haben Sie denn da auf dem rechtem Arm für ein Band? Das müssen wir abnehmen.«

»Das geht nicht herunter«, erwidere ich. »Das hat mir mein Sohn gegeben, damit es mir Glück bringt für die Operationen.«

»Aha, na dann werden wir es wohl besser nicht entfernen«, sagt er zu mir und lächelt mich an.

»Mir ist kalt«, sage ich auf einmal. »Kann ich eine Decke haben?«

»Wir werden Sie gleich zudecken, sobald wir begonnen haben«, sagt der andere Mann zu mir. »Alle bereit? Dann geht's los. Wir beginnen mit dem Abtauchen. Herr Herz, zählen Sie bitte bis zehn.«

»Eins, zwei, dr …«

Schmerzen

Dienstag, der 3. Juni 2008

Als ich im Zimmer aufwache, höre ich ein eigenartiges Geräusch. Doch bevor ich es näher orten kann bzw. eine Erklärung dafür finde, schlafe ich wieder ein. Stunden später wird mir auf schmerzliche Weise klar, woher dieses Geräusch kommt. Aus meinem rechten Brustkorb ragt zwischen den Rippen eine dünne Drainage für das Blut heraus und gleich daneben befindet sich eine zweite, die ungefähr die Stärke eines Gartenschlauchs hat. Über diese Leitung wird ein Unterdruck in meinem Brustkorb erzeugt, damit sich die Lunge wieder voll entfalten kann. Da die Lunge bei der Operation im Weg war, wurde mein Brustkorb auf der rechten Seite zwischen der sechsten und siebenten Rippe mit einem 30 Zentimeter langen Schnitt geöffnet. Anschließend wurde die Luft der rechten Lunge abgelassen und diese nach oben geschoben. Nun müsse sich die Lunge wieder voll entfalten, wird mir erklärt. Im selben Moment kommen die Schmerzen. Sie sind furchtbar, fast nicht auszuhalten. Um die Schmerzen erträglich zu machen, bekomme ich die nächsten Tage im Dreistundentakt eine kleine Spritze verabreicht. Ich weiß zwar nicht, was mir da gespritzt wird, aber es wirkt schnell und intensiv. Ein paar Minuten nachdem ich die Spritze bekommen habe, merke ich, wie ich langsam zu schweben beginne. Ganz langsam entferne ich mich von meinem Körper und alles tritt in den Hintergrund. Mit jeder Sekunde spüre ich meinen Körper weniger und zeitgleich verschwinden alle Geräusche um mich herum.

Als ich wieder zu mir komme, höre ich zuerst dieses saugende Geräusch im Raum. Langsam nähere ich mich wieder meinem Körper und beginne ihn wieder wahrzunehmen. Einen Atemzug später holt mich die Realität mit voller Wucht auf die Erde zurück. Die Schmerzen sind erneut da. Ich bin wieder voll und ganz in meinem Körper.

»Wie lange war ich weg?«, frage ich in den Raum. »Lange«, höre ich eine vertraute Stimme neben meinem Bett.

Karin ist in der Zwischenzeit ins Spital gekommen und hat gewartet, bis ich aufwache. Nach drei Stunden sind die Schmerzen wieder so stark, dass ich die nächste Spritze bekomme. Dasselbe Spiel beginnt von vorne.

Sonntag, der 8. Juni 2008

Nach fünf sehr schmerzhaften Tagen soll heute die Thoraxdrainage entfernt werden. Der Professor setzt sich zu mir aufs Bett und erklärt mir, dass er alle Metastasen bestens herausgeschnitten hat und es sehr gut ausschaut.

»So, jetzt nehmen wir noch diesen lästigen Schlauch weg und dann können's morgen nach Hause gehen.«

Da er meine Nervosität merkt, schaut er mich an und lächelt.

»Keine Angst, Herr Herz. Der geht ganz leicht heraus, keine große Sache.«

Die Schwester sieht ihn an und legt einen Verband, Mullbinden und ein großes Pflaster auf mein Bett.

»Herr Professor, aber nicht, dass wieder das ganze Zimmer voll ist«, ermahnt sie ihn und blickt ihn vorwurfsvoll an.

Im gleichen Moment klopft er mir auf die Schulter, zieht mit einem Ruck den Schlauch aus meinem Brustkorb und klebt mir sofort das große Pflaster auf die Wunde.

»Sehen Sie, Herr Herz, halb so wild. Wie ich gesagt habe«, meint er schmunzelnd zu mir.

Ich sitze im Bett und weiß im ersten Augenblick

gar nicht, was geschehen ist, bin aber froh, endlich diesen Schlauch los zu sein.

Montag, der 9. Juni 2008

Am nächsten Tag darf ich wie versprochen nach
Haus. In den ersten Wochen brauche ich sehr
starke Medikamente, um die Schmerzen auszuhalten. Was ich zu diesem Zeitpunkt nicht
ahne, ist, dass die Schmerzen von der Brust-
korboperation nie mehr ganz verschwinden
werden. Doch abgesehen von den Schmerzen
durch die Operation geht es von diesem Zeitpunkt an mit meiner Krebserkrankung bergauf.
Die nächsten Monate vergehen und ich hantle
mich von einer Kontrolle zur nächsten, immer
dem gleichen Schema folgend: CT der Lunge,
Blutanalyse und MRT des Unterleibs. Dass die
CT monatlich durchgeführt wird, beansprucht
meine Nieren sehr stark und nach fünf Monaten
sind meine Nierenwerte so schlecht, dass die
CT-Kontrollen eingestellt werden. Die Gefahr
eines Nierenversagens und einer damit verbundenen Dialyse ist jetzt sehr groß und bereitet
mir zusätzliche Sorgen.

Mittwoch, der 31. Dezember 2008

Gemeinsam mit Freunden feiern wir Silvester. Während ich die prachtvollen Farbexplosionen am Himmel betrachte, rund um mich alle mit Sekt anstoßen und sich ein gutes neues Jahr zuprosten, hoffe ich bloß, dass ich es nun endlich überstanden habe. Ich wünsche mir, dass es ein Jahr ohne neuerliche Operation oder Chemotherapie wird. Prosit Neujahr!

»Du musst Wunder geschehen lassen,
damit sie passieren.«

Zenweisheit

Weihnachten 2009

Mittwoch, der 2. Dezember 2009

Weihnachten steht vor der Tür. Nur noch drei Wochen, doch vorher habe ich noch meine letzte onkologische Kontrolle in diesem Jahr. Da es mir sehr gut geht und alle Befunde in Ordnung sind, gehe ich ganz entspannt zu dem Termin bei meinem Onkologen. Ich sitze im Warteraum und döse vor mich hin. In meinen Gedanken sehe ich die letzte Silvesterparty mit meinen Freunden vor mir und weiß, dass ich es geschafft habe. In diesem Jahr kann nichts mehr schiefgehen. Mein Wunsch ist in Erfüllung gegangen. Endlich ein Jahr ohne Krankenhaus, denke ich, als ich durch die Lautsprecherdurchsage wachgerüttelt werde: »Herr Herz, in Raum drei kommen. Herr Herz, bitte in den Raum drei kommen.«

Ich stehe auf und gehe in Raum drei, wo mich mein Onkologe schon erwartet.

»Herr Herz, wie geht es Ihnen?«

»Danke, sehr gut.«

»Schön, Ihre Befunde sind ja auch alle bestens. Alles sehr schön.«

Er sitzt mir gegenüber, schaut mir in die Augen

und fragt: »Dürfte ich noch Ihren Hals abtasten?«

»Natürlich«, antworte ich und knöpfe mein Hemd auf.

Vorsichtig tastet er meinen Hals ab. Einen Moment später nimmt er meine Hand, legt sie auf das linke Schlüsselbein und fordert mich auf: »Fühlen Sie mal! Spüren Sie da was?«

Ja, natürlich spüre ich es. Einen Knoten oder ein knotenähnliches Gewächs hinter dem Schlüsselbein.

»Was ist das?«, frage ich, obschon ich bereits weiß, dass die nächsten Metastasen da sind.

»Na ja, das kann ich so nicht sagen. Ich schicke Sie gleich zu einem Kollegen. Der wird sich das mit dem Ultraschall genauer anschauen.«

Drei Stunden später erfahre ich, dass ich Metastasen oberhalb des linken Schlüsselbeins im Hals habe und wieder operiert werden muss. Mein Wunsch hat sich nicht erfüllt.

Da schon bald Weihnachten ist und ich das Fest unbedingt mit meiner Familie zu Haus verbringen möchte, entschließe ich mich, die Operation sofort durchführen zu lassen.

Donnerstag, der 3. Dezember 2009

Am darauffolgenden Tag fahre ich mit meiner
Frau ins Spital, um mich aufs Neue operieren zu
lassen. Und wiederum verläuft alles nach demselben Schema wie bei den vorangegangenen
Operationen: Aufnahme, Zimmerzuweisung
und Aufklärung durch den operierenden Arzt.
Da die Metastasen wieder neben einer Haupt-
schlagader liegen, dauert die Operation auch
dieses Mal länger als angenommen.

Nach der Operation wache ich in meinem Bett
auf und spüre, dass ein kleiner Schlauch aus
meinem Hals ragt. Ich warte darauf, dass als
Nächstes die Schmerzen einsetzen, doch dem
ist nicht so. Ich habe zur Verwunderung der
mich betreuenden Krankenschwester nach der
Operation keinerlei Schmerzen und brauche
auch keine Schmerzmittel.

Nach sieben Tagen ohne Schmerzen im Krankenhaus möchte ich nach Haus. Ich rufe die
Stationsschwester zu mir und lasse sie wissen, dass ich einen Revers unterschreiben und
heimgehen werde. Sie schaut mich nur groß
an und erwidert dann: »Herr Herz, bitte warten

Sie noch einen kleinen Moment. Ich hole Ihren Chirurgen. Ob Sie nach Hause können, kann nur er entscheiden.«

Gleich darauf stürzt er zur Tür herein, sieht mich an und meint, das ginge auf gar keinen Fall. »Herr Herz, ich habe Sie sehr gut operiert, wobei die Operation sehr kompliziert war, da die Metastasen neben der Halsschlagader lagen. Wenn sich bei Ihrer Operationsnaht außerhalb des Krankenhauses etwas löst, brauchen Sie gar keine Rettung mehr zu rufen, denn die würde zu spät kommen.«

Ich schaue ihn mit großen, fragenden Augen an. »Es tut mir leid, dass ich es Ihnen so direkt sagen muss, aber wenn Sie jetzt unser Spital verlassen und irgendetwas bei der Operationsnaht reißt, werden Sie zu Hause sterben.«

Natürlich reichen seine Argumente aus, um mich davon überzeugen zu lassen, die nächsten 14 Tage im Krankenhaus zu bleiben.

Dienstag, der 22. Dezember 2009

Zwei Tage vor Weihnachten werde ich schließlich aus dem Krankenhaus entlassen. Den 24. Dezember 2009 feiere ich mit meiner Familie. Es ist das fünfte Weihnachtsfest seit meiner Erkrankung.

Die Feiertage vergehen und wir nähern uns dem Jahreswechsel. Wieder stehe ich um Mitternacht mit Freunden und meiner Familie im Freien und wieder habe ich nur einen Wunsch: das nächste Jahr ohne Operation oder andere Komplikationen zu überstehen. Keine anderen Pläne, Vorhaben oder Wünsche habe ich in dem Moment. Seit 2005 ist kein Jahr vergangen, in dem ich mich nicht einer mehr oder weniger großen Operation unterziehen musste. Wird das Jahr 2010 das Jahr ohne Operation, Chemotherapie oder dergleichen werden?

»*Such dir einen Meister, wenn du willst.*
Du wirst aber erst Fortschritte
machen, wenn du erkennst, dass dein
wahrer Meister dir jeden Tag im
Spiegel erscheint.«

Zenweisheit

Ich werde den Krebs nie besiegen, aber er auch mich nicht!

Freitag, der 1. April 2010

Nachdem die letzten Metastasen aus meinem Körper geschnitten worden sind, habe ich drei Monate später die nächste Kontrolle beim Onkologen.

»Herr Herz, alles ist in bester Ordnung. Ihre Blutwerte sind sehr gut und auch Ihre CT und MRT sind in Ordnung«.

»Heißt das, dass ich es endlich überstanden habe, Herr Doktor?«

»Na ja, um das zu sagen, ist es noch zu früh. Die Metastasen, die Sie entwickeln, können die nächsten zehn bis 15 Jahre immer wieder auftauchen. Da sie so langsam wachsen, kann es sein, dass wir sie erst Jahre später entdecken.«

Der Onkologe sitzt mir gegenüber und schaut mir in die Augen. Er scheint abzuwarten, wie ich auf seine Worte reagiere.

»Das heißt, es könnte sein, dass noch ein paar Operationen folgen. Vielleicht, vielleicht aber auch nicht. Na ja, darüber mache ich mir jetzt einmal keine Gedanken. Es ist früh genug, zu reagieren, wenn wieder welche auftauchen.

Wie geht´s weiter?«

»Am besten wird es sein, wenn wir alle drei Monate eine Kontrolle durchführen. Ansonsten ist im Moment nichts zu tun.«

»Schön, dann sehen wir uns in drei Monaten wieder«, erwidere ich, bedanke mich und gehe.

Zu Haus gehe ich das Gespräch mit meinem Onkologen nochmals in Gedanken durch. Es könnte sein, dass wieder Operationen durchgeführt werden müssen. Vielleicht nicht sofort, vielleicht erst in zwei oder drei Jahren, vielleicht auch erst später, vielleicht auch nie. Nun gut, denke ich mir. Aber wo liegt da der Unterschied zu anderen Menschen? Keiner von uns weiß, ob er in einem, zwei oder drei Jahren operiert werden muss – ob wegen einer Krebserkrankung oder einer anderen Erkrankung oder aufgrund eines Unfalls. Da die mir verabreichten Therapien Nebenwirkungen haben, kann ich neuerlich an Krebs erkranken. Doch auch hier besteht kein wesentlicher Unterschied zwischen mir und anderen Menschen. Niemand von uns weiß, ob nicht schon ein Tumor heranwächst. Wer kann sich sicher sein, nach einer überstandenen Krebserkrankung nicht wieder an einem neuen Tumor zu erkranken oder nicht doch einen Rückfall zu erleiden und daran zu sterben? Ich denke, dass es auch hier keinen wesentlichen Unterschied gibt.

Jeder und jede von uns kann jederzeit sterben und wird auch irgendwann sterben. Es geht daher nicht darum, an welcher Erkrankung ich leide, sondern entscheidend ist, wie ich damit umgehe. Der Krebs hat keine Macht über mich, wenn ich sie ihm nicht gebe. Ja, zugegeben, ich könnte daran sterben, aber mehr schon auch nicht. In diesem Moment fällt mir wieder der Dialog zwischen Zenschüler und Zenmeister ein:

»Meister, wie soll man seinen Weg in dieser Welt gehen?«
»Wenn du hinfällst, steh auf und geh weiter.«
»Ja, Meister, das leuchtet mir ein, aber was, wenn ich wieder hinfalle?«
»Steh auf und geh weiter.«

Genau darum geht es, denke ich mir. Ich bin hingefallen und jedes Mal hat es geschmerzt, aber ich bin immer wieder aufgestanden und weitergegangen. Ich kann das Leben nicht besiegen. Auch wenn ich mich noch so bemühe, es zu vermeiden, werde ich trotzdem immer wieder einmal stürzen, aber ich werde auch immer wieder aufstehen und weitergehen. Ich kann den Krebs nicht besiegen, aber er mich auch nicht, denn ich bleibe nicht liegen, sondern ich werde immer wieder aufstehen. In diesem Augenblick erinnere ich mich an einen weiteren Zenspruch:

»Such dir einen Meister, wenn du willst, aber du wirst erst Fortschritte machen, wenn du erkennst, dass dir dein wirklicher Meister jeden Morgen im Spiegel erscheint.«

Silvester 2010

Freitag, der 31. Dezember 2010

Wieder stehe ich um Mitternacht im Freien und schaue dem bunten Treiben am Himmel zu. Ich lasse das Jahr Revue passieren und komme zu dem Schluss, dass 2010 das schlechteste Jahr seit meiner Erkrankung war. Ich hatte zwar keine neuerliche Operation in diesem Jahr, doch am 1. Juni ist mein bester Freund Sunny ganz plötzlich und unerwartet verstorben. Ich habe lange gebraucht, um diesen Verlust zu begreifen und zu verarbeiten. Er war, mit ein paar anderen

Freunden, für meine Frau und mich eine der größten Stützen während der schwersten Zeit meines Lebens. Er war immer für mich da.

So stehe ich umgeben vom Lärm der Raketen mit erhobenem Sektglas da und schaue gen Himmel und flüstere: »Prost, Sunny! Wir sehen uns wieder.«

Heute

Mittwoch, der 1. August 2012

Jahrelang war ich auf der Suche nach einem wahren Meister. In allen möglichen Traditionen und Lehren, in denen ich mich ausbilden ließ, habe ich gesucht. Ich wollte einen Meister finden, der über die Zusammenhänge und Geheimnisse des Lebens Bescheid weiß. Ich wollte in die Mysterien des Lebens eingeweiht werden. Das wurde ich dann auch, aber in einer anderen Art, als ich es mir vorgestellt habe.

Das Leben hat mich in den letzten Jahren gelehrt, dass es ganz einfach funktioniert. Zuerst hat es mich dazu gebracht, zu akzeptieren, dass Leid zum Leben gehört und dem Leben innewohnt.

Zu akzeptieren, dass ich immer wieder hinfallen werde, war der erste Schritt. Danach habe ich gelernt, wieder aufzustehen und weiterzugehen, und wurde ein Schüler des großen Meisters, der sich Leben nennt.

»*Du kennst die Antwort bereits,*
aber du musst wissen,
dass du sie kennst.«

Zenweisheit

ZWEITER TEIL

DIE KRAFT DES GEISTS NUTZEN

Leben ist Veränderung

In jedem Leben – ganz gleich, wo und wann man auf die Welt kommt – gibt es Veränderung, Unsicherheit und Leid. Alldem kann man nicht entrinnen, denn irgendwann im Leben stößt jeder und jede von uns auf Schwierigkeiten. Meistens sind es jedoch nicht die äußeren Schwierigkeiten und Probleme, die uns festhalten und leiden lassen, sondern die damit verbundenen Gemütszustände und Gedanken. Natürlich verursachen Erfahrungen wie etwa eine schwere Erkrankung oder der Verlust eines geliebten Menschen Leid, aber auch vergleichsweise banale Vorkommnisse wie ein Kratzer im Auto, ein defektes Handy oder auch einfach die Erfahrung, etwas nicht zu bekommen, das man sich gewünscht hat, können schmerzen und Leid verursachen.

Zum einen habe ich in meinem Leben Menschen getroffen, die an Krebs erkrankt sind und trotzdem zufrieden und glücklich waren und die meiner Wahrnehmung nach nicht gelitten haben. Zum anderen bin ich Menschen begegnet, die zutiefst unglücklich waren, obwohl sie scheinbar alles hatten. Sie waren gesund, sahen gut aus und hatten genügend Geld, um sich ein schönes Zuhause, mehrere Autos und viele andere Luxusgüter zu leisten. Sie flogen mehrmals im Jahr auf Urlaub und waren aus Sicht der anderen erfolgreich. Dennoch waren sie unglücklich und litten innerlich.

Immer wieder kommen Menschen auf mich zu, erzählen mir von ihren Sorgen und meinen dann am Ende: »Aber das ist ja nichts zu Ihren Problemen und Sorgen.«
Ich sage diesen Menschen dann immer, dass es nicht darum geht, wer die größeren Probleme hat oder welches Leid schlimmer ist. Natürlich herrscht in unserer Gesellschaft ein gewisser Konsens darüber, was großes Leid ist und was eher kleinere Probleme sind. Dem Einzelnen hilft das aber meistens herzlich wenig, denn Leid ist immer etwas Individuelles und Subjektives.

Während meiner Krebserkrankung wurde ich immer wieder mit Situationen konfrontiert, die in mir Angst und Leid erzeugten. Wenn ich diese Situationen jedoch näher betrachtete, wurde mir meistens sehr rasch bewusst, was mir Angst machte und woher dieses Leid kam. Es waren meine Gedanken, die das Gefühl der Angst verursachten. Hielt ich an diesen Gedanken fest, steigerte sich meine Angst und es entstand Leid. Das Leid wiederum nahm zu, je länger ich diesen Gedanken nachhing, und nach einer gewissen Zeit reagierte auch mein Körper, was dann wieder die negativen Gedanken verstärkte. Es entstand ein Teufelskreis, aus dem es scheinbar kein Entrinnen gab.

In dieser scheinbar ausweglosen Situation besann ich mich auf die Lehren und Übungen meines Zenmeisters und beendete den negativen Gedankenstrom. Mit der Kraft der Konzentration zwang ich meinen Geist, in eine andere Richtung zu blicken – in eine Richtung, in der es kein Leid und keine Angst gab. Dadurch verblassten die inneren Bilder, die Angst ließ nach und mein Körper fand wieder zur Ruhe. Der Teufelskreis war durchbrochen.

In allen alten Kulturen wird über die Kraft des Geists berichtet. Im Buddhismus wird dem Geist die größte Kraft zugeschrieben, im Positiven wie im Negativen. Schon der ehrwürdige Buddha betonte in seinen Lehrreden die Kraft des Geists, wenn er sagte:

»Wer ist euer Feind? Der Geist ist euer Feind. Wer ist euer Freund? Der Geist ist euer Freund.«

Doch was ist dieser Geist, der ein so großer Feind oder Freund sein kann? Woher kommt seine Kraft und wie können wir sie nutzen? Schon der bekannte Arzt und Begründer der Psychoonkologie Dr. med. O. Carl Simonton beschreibt in seinem weltweiten Bestseller »Wieder gesund werden« die wunderbare Kraft der Visualisierung. Vor allem schreibt er über die gesundheitsfördernde Wirkung von Gefühlen auf unser Immunsystem, unsere Psyche und unseren Körper.

Der menschliche Geist vermag aber noch viel mehr, als »nur« unsere Psyche und unseren Körper zu heilen. Ob wir glücklich oder unglücklich, zufrieden oder unzufrieden sind, hängt vom Zustand unseres Geists ab. Auch wie wir anderen Menschen begegnen und mit anderen Lebewesen umgehen, hängt damit zusammen. Seine Heiligkeit der Dalai Lama sagte während einer Belehrung über die Verbindung unseres Geists zu anderen Lebewesen: »Wir sind soziale Wesen und können nur in Verbundenheit mit anderen glücklich leben. Dieses Gefühl der

Verbundenheit ist ein uns angeborenes Gefühl. Die gegenseitige Zuneigung ist ein Teil von uns, denn mit ihr wachsen wir auf.«

Deshalb gilt bei den Buddhisten das Training des Geists als die wesentlichste Aufgabe im Leben, denn unser Geist hat unmittelbaren Einfluss auf unser jetziges und späteres Leben.

In der heutigen Zeit liest man sehr viel über gesunde Ernährung und wie man seinen Körper am besten fit hält, um gesund zu bleiben. Doch wo beginnen gesunde Ernährung und das Training unseres Körpers? Im Geist! Ohne die geistige Motivation, sich gesund zu ernähren und seinen Körper durch Sport fit zu halten, geschieht gar nichts, denn der Geist geht allem voran, sagte schon der ehrwürdige Buddha.

Dieses Wissen, das über Jahrtausende erprobt wurde, können wir für unser Leben nutzen, wenn wir verstehen, wie unser Geist funktioniert. Ob man Buddhist ist oder nicht, spielt dabei keine Rolle. Die Praxis der Achtsamkeit ist für jede und jeden von Nutzen. Achtsamkeit hat auch nichts mit Glauben zu tun, sondern sie ist ein Lebensprinzip.

»Der einfachste Weg, die Vergangenheit loszulassen, ist, im Hier und Jetzt zu erwachen.«

Zenweisheit

Der menschliche Geist und seine Funktionen

Was aber ist nun dieser Geist, der, wie Buddha sagte, unser größter Feind ist, der, wenn er ungezähmt ist, uns mehr schaden kann als alles andere auf dieser Erde, oder der, sofern er richtig trainiert wurde, unser größter Freund und Helfer ist und uns sogar von tödlichen Krankheiten heilen kann?

Im Buddhismus versteht man unter dem Geist ein Bewusstsein, das erkennend ist. Der Geist ist die Erkenntnis bzw. das Gewahrsein. Er ist klar und erkennend. Die Begriffe »Geist«, »Bewusstsein«, »Erkenntnis« und »Gewahrsein« sind daher bedeutungsgleich. Das heißt, man kann den Geist bzw. das Bewusstsein dadurch identifizieren, dass es klar und erkennend ist. Klar bezieht sich hier auf die nicht materielle, raumgleiche Natur des Geists. Das bedeutet, dass der Geist ohne materielle Bestandteile und Merkmale ist und dass das Objekt dem Geist klar erscheint, wie auch in einem Spiegel die Objekte klar erscheinen und sich widerspiegeln. Natürlich muss der Spiegel sauber sein, damit man etwas sieht und auch keine Verzerrungen entstehen.

Nur mit einem klaren Geist (Spiegel) können die Objekte richtig erkannt werden. Erkennen bedeutet, dass der Geist die Fähigkeit besitzt, die Objekte so wahrzunehmen, wie sie sind, und sie ununterbrochen zu erfassen. Wesentlich für das Bewusstsein bzw. den Geist ist aber auch, dass das Bewusstsein keine Form oder Gestalt hat und weder Materielles noch Körperliches ist. Es ist das Beobachten und das Wahrnehmen.

In Bezug auf seine Zustände unterteilt man den Geist in heilsame, unheilsame und neutrale Auswirkungen. Konzentrieren wir uns mit unserem Geist z. B. auf negative Gedanken, wird er unheilsam und es entstehen negative Gefühle. Aus diesen negativen Gefühlen resultiert eine innere negative Haltung. Daraus ergeben sich wiederum negative Handlungen im Äußeren, die uns und/oder unserem Umfeld schaden. Somit kann man sagen, dass für alle Handlungen und deren Auswirkungen auf individueller und kollektiver Ebene einzig der Geist verantwortlich ist.

Wir erfahren und benutzen den Geist zwar ununterbrochen und identifizieren uns mit ihm, dennoch sind die meisten Menschen nicht dazu fähig, ihn zu erkennen, weshalb ihnen seine Wesensart verborgen bleibt. Es verhält sich ähnlich wie mit einer Taschenlampe. Sie kann zwar mit ihrem Licht unsere Umgebung erhellen, sich selbst beleuchten kann sie jedoch nicht.

Stellen Sie sich vor, Sie befinden sich in einem alten Haus, in dem Sie noch nie zuvor waren, und müssen dort allein eine Nacht verbringen. Sagen ranken um diesen Ort und Geschichten erzählen von furchtbaren Ereignissen, die sich in diesem Haus vor langer Zeit zugetragen haben. Während Sie im Bett liegen, hören Sie ein Geräusch. Ihr Geist leuchtet nun wie eine innere Taschenlampe in Richtung dieses Geräuschs. Er wird sich Ihres Hörsinns bedienen und innerlich in diese Richtung horchen. Vernehmen Sie nun ein Geräusch außerhalb des Hauses, so wird er seine Aufmerksamkeit in die Richtung des neuen Geräuschs lenken. Auf alles, was wir über unsere Sinne aufnehmen, reagiert der Geist. Er reagiert somit ständig. Durch dieses Reagieren entsteht Denken.
»Der erschaffende Geist und der erkennende Geist sind eins«, meinte einmal eine Kollegin während eines Gesprächs mit mir und sie hatte recht.

Durch unseren Geist entstehen unsere Gedanken und nur mit unserem Geist können wir unsere Gedanken wahrnehmen. Wir können die Illusion unserer Gedanken jedoch nur wahrnehmen, wenn wir unseren Geist zur Ruhe gebracht haben. Nur dann ist es möglich, die innere Schwelle zu überschreiten und unseren wahren Kern zu begegnen. Unsere innere Taschenlampe richtet sich ab diesem Zeitpunkt nicht mehr nach außen, sondern leuchtet nach innen. Dadurch wird es für uns möglich, unsere eigenen Gefühle und Gedanken zu erforschen und zu beobachten, wie in uns Leid entsteht.

Der Geist und die Sinne

Der Geist kennt nur das, was wir mit unseren Sinnen aufgenommen haben. Was aber sind die sechs Sinne und wie benutzt sie unser Geist? Die sechs Sinne im Buddhismus sind Sehen, Hören, Schmecken, Riechen, Tasten und Denken. Die ersten fünf Sinne sind unsere Verbindung zur Außenwelt. Indem der Geist auf die Reize der nach außen gerichteten Sinne reagiert, entsteht der sechste Sinn, das Denken. Die ersten fünf Sinne funktionieren selbstständig. Das heißt, sie lassen sich nicht abschalten.

Auch wenn man umgangssprachlich öfter sagt, dass man einfach nicht hinhören oder hinsehen soll, so wissen wir aus Erfahrung, dass das nicht so einfach geht. Das Hören, das Sehen und auch alle anderen Sinne lassen sich nicht einfach so abschalten. Sobald sich unser Geist auf den jeweiligen Sinn konzentriert und seine Aufmerksamkeit etwa auf ein Gespräch lenkt, hören wir bewusst zu. Zeitgleich mit dem Hören entsteht das Denken, das wir ebenso wenig abschalten können.

Es kommen jetzt Übungen, bei denen es um den Geist, unseren Verstand geht, um zu erleben wie er funktioniert.

Übung:
Setzen oder legen Sie sich ganz bequem hin. Atmen Sie ein paar Mal kräftig und tief durch und entspannen Sie sich. Wählen Sie nun irgendeinen Sinn aus und schalten Sie ihn für die nächsten 60 Sekunden aus. Versuchen Sie z. B. die nächsten 60 Sekunden nicht zu hören oder nicht zu denken.

Sie haben sicher nach ein paar Sekunden gemerkt, dass das nicht möglich ist. Doch Sie können Ihr Bewusstsein bzw. Ihren Geist zwischen den jeweiligen Sinnen hin und her wandern lassen. Sie können mit Ihrer Aufmerksamkeit Ihren Geist lenken, leiten und führen.

Übung:

Setzen oder legen Sie sich ganz bequem hin. Atmen Sie ein paar Mal kräftig und tief durch und entspannen Sie sich dabei. Richten Sie nun Ihre gesamte Aufmerksamkeit auf Ihren Sehsinn und bleiben Sie dabei. Nach ein paar Sekunden wechseln Sie zum Hörsinn und verweilen bei diesem. Danach wechseln Sie zu Ihren Gedanken und betrachten diese.

Auch hier haben Sie bestimmt schnell gemerkt, dass es gar nicht so einfach ist, einen Sinn abgekoppelt von den anderen Sinnen zu benutzen. Natürlich können Sie den größten Teil Ihrer Aufmerksamkeit auf Ihren Sehsinn lenken, trotzdem werden Sie gleichzeitig hören oder riechen, denn Ihr Geist beobachtet ständig alle Sinne. Durch das Beobachten der Sinne entstehen Gefühle, wobei wir den angenehmen Gefühlen hinterherlaufen, die unangenehmen loswerden wollen und die neutralen meistens nicht bemerken.

Auch die Wirtschaft nutzt Sinneseindrücke. Wenn Sie in einem Kaufhaus einkaufen gehen, in dem Sie mit angenehmen Düften oder Musik berieselt werden, erhöht sich die Wahrscheinlichkeit, dass Sie etwas kaufen, denn durch die Sinneseindrücke, die durch die Düfte oder die Musik entstehen, wird ein Gefühl erzeugt. Dieses Gefühl bewirkt wiederum eine Handlung. Wie die Wirtschaft können aber auch wir die Kraft des Geists auf unseren Körper nutzen.

Lassen Sie uns anhand der nächsten Übung versuchen, die Wirkung des Geists auf den Körper zu spüren.

Übung:

Setzen oder legen Sie sich ganz bequem hin und entspannen Sie sich. Atmen Sie ein paar Mal kräftig durch. Schließen Sie Ihre Augen, gehen Sie jetzt mit Ihrer Aufmerksamkeit zu Ihrem inneren Auge und erinnern Sie sich an Ihren letzten Urlaub. Vor Ihrem inneren Auge erscheinen nun Bilder und Erlebnisse Ihres letzten Urlaubs. Betrachten Sie diese Bilder und lassen Sie diese zu einem Film werden. Verabschieden Sie sich nun wieder von diesen Bildern und lassen Sie jetzt vor Ihrem inneren Auge das Bild einer gelben, reifen Zitrone entstehen. Schauen Sie diese Zitrone genau an. Lassen Sie jetzt einen inneren Film entstehen, in dem Sie diese Zitrone in Ihren Händen halten. Jetzt drehen Sie die Zitrone und legen sie auf einen Teller. Mit einer Hand halten Sie die Zitrone, in der anderen Hand halten Sie ein Messer. Jetzt schneiden Sie die Zitrone in der Mitte durch. Sie sehen und riechen den Saft, der aus den beiden Zitronenhälften auf den Teller rinnt. Nun nehmen Sie eine Zitronenhälfte in die Hand und führen sie zu Ihrem Mund. Mit Ihrer Zunge berühren Sie das Fruchtfleisch der Zitrone und schmecken die Säure. Halten Sie die Zitrone über Ihren Mund und pressen Sie mit der Hand den Saft der Zitrone in Ihren Mund. Spüren Sie, was geschieht, während Sie den Saft der reifen Zitrone trinken.

Bei den meisten Menschen, die diese Übung durchführen, reagiert der Körper. Wie war es bei Ihnen? Haben Sie den Saft der Zitrone in Ihrem Mund gespürt? Haben Sie gemerkt, wie sich Ihre Mundschleimhäute zusammengezogen haben oder wie sich die Haare auf Ihren Unterarmen aufgerichtet haben? Haben Sie diese reife gelbe Zitrone gerochen? Sie werden sich jetzt vielleicht fragen, ob man eine Zitrone, die man sich nur vorstellt, überhaupt riechen kann. Ja, das ist möglich, denn der Geruch und der Geschmack einer reifen Zitrone sind in Ihrem Leibgedächtnis ebenso gespeichert wie das Bild dazu.

Je stärker die Konzentrationsfähigkeit Ihres Geists ist, umso stärker werden diese Bilder, Gefühle und Empfindungen abgerufen. Ein gut geschulter und trainierter Geist kann im Körper jede Reaktion hervorrufen, negative sowie positive Reaktionen. Und genau diese Kraft können Sie sich mit einem trainierten Geist zunutze machen.

Hochleistungssportler wissen um die mentalen Fähigkeiten des Geists. Um Spitzenleistungen zu erbringen, trainieren sie nicht nur ihren Körper, sondern auch ihren Geist. Sie wissen, dass ihrem Körper Grenzen gesetzt sind, die sie, wenn überhaupt, nur mit der Kraft ihres Geists beeinflussen und erweitern können. Doch bevor Sie es Sportlern gleichtun und die Kraft des

Geists für Ihr Training einsetzen können, müssen Sie es schaffen, Ihre Gedanken zur Ruhe zu bringen.

Übung:

Setzen oder legen Sie sich ganz bequem hin. Atmen Sie ein paar Mal kräftig und tief durch und entspannen Sie sich dabei. Richten Sie jetzt Ihre gesamte Aufmerksamkeit nach innen und beobachten Sie, welcher Gedanke als erster erscheint.

Die meisten Menschen bemerken bei dieser Übung, dass sich kein Gedanke einstellt, und warten auf das Denken. Wie war es bei Ihnen? Hatten Sie sofort einen Gedanken, den Sie beobachten konnten, oder war da zuerst auch Ruhe im Denken und erst nach einiger Zeit begann das Denken wieder wie von selbst?

Sobald Sie sich darauf konzentrieren, was Sie denken bzw. welcher Gedanke als nächster auftaucht, ist Ihr Geist im Beobachtungsmodus und daher gedankenfrei. Das heißt, Ihr Geist beobachtet sich selbst, und dadurch entsteht kein Denken. Sie befinden sich im gedankenleeren Raum. Dieser Zustand kann als sehr entspannend, ausgeglichen und zugleich als überaus konzentriert beschrieben werden. Natürlich können Sie diesen Zustand am Anfang nicht lange aufrechterhalten und gleiten automatisch wieder ins Denken ab. Für erfolgreiche Hochleitungssportler hat daher das Training des eigenen Geists mindestens den gleichen Stellenwert wie das Training des Körpers. Wie ein Hochleistungssportler müssen auch Sie Ihren Geist trainieren, damit Sie bei Bedarf seine volle Kraft und Energie abrufen können.

Der Geist und Selbstheilungskräfte

Auch unsere Selbstheilungskräfte können wir mit unserem Geist aktivieren und abrufen. Während meiner ersten Chemotherapien stellte ich mir immer vor, wie über diesen Beutel Vitamine in meinen Körper gelangen, die mir bei der Bekämpfung der Krebszellen helfen. Das ging sogar so weit, dass jene Ärzte, die die leeren Chemobeutel gegen volle austauschten, bei der Tür hereinkamen und sagten: »Herr Herz, wir haben einen frischen Beutel Vitamine für Sie.«

Bei diesen Chemotherapien hatte ich außer einer leichten Müdigkeit keine weiteren

Nebenwirkungen, obwohl ich in diesen zwei Wochen die Dosis für ein halbes Jahr bekam.

Durch das innere Annehmen dieser Chemotherapie als etwas Heilsames wehrte sich mein Körper nicht so sehr gegen das Gift, was wiederum zu weniger Reaktionen, sprich Nebenwirkungen, führte. Ich wollte diese Chemotherapie, um wieder gesund zu werden. Ganz anders war es mit der Chemotherapie nach der ersten großen Operation. Diese wollte ich nicht. Daher konzentrierte sich mein Geist auf all das Negative, das ich über diese Chemotherapie wusste. Die Wirkung der Chemotherapie fiel daraufhin so stark aus, dass ich schlussendlich abbrechen musste und mit alternativen Mitteln weitermachte.

Unser Geist funktioniert ähnlich wie eine Lupe, die bündelt und verstärkt. Konzentrieren wir uns mit unserem Geist auf etwas, wird es größer, intensiver und stärker. Um diese verstärkende Wirkung für unsere Heilung nutzen zu können, müssen wir zuerst verstehen, wie unser Geist funktioniert. Anschließend können wir ihn für unsere Heilung oder auch für andere Ziele einsetzen.

Die vier Stufen des Geists

Der menschliche Geist besteht aus vier Stufen: den Sinneseindrücken, den Gefühlen, dem Etikettieren und den Reaktionen. Immer wenn wir über einen unserer sechs Sinne einen Reiz bekommen, entsteht ein Sinneseindruck. Dieser Sinneseindruck löst in uns unweigerlich ein Gefühl aus. Mit diesem Gefühl geht das Etikettieren einher. Das heißt, wir benennen dieses Gefühl, ordnen es entsprechend ein und verknüpfen es mit unseren bisherigen Erfahrungen. Diese Etikettierung wiederum bewirkt eine Reaktion, mit der wir auf den Außenreiz reagieren. Wenn wir nochmals das Beispiel mit dem fremden Haus, in dem Sie allein übernachten, heranziehen, würden diese Stufen in dieser Art ablaufen: Das Geräusch in der Nacht ist der Reiz, der über das Gehör zu einem Sinneseindruck wird. Dieser Sinneseindruck erzeugt ein Gefühl wie z. B. Angst. Dem Gefühl der Angst ordnen wir ein Etikett zu, z. B. Gefahr. Diese Assoziation löst schließlich eine Reaktion aus. Sie nehmen Ihre Taschenlampe, schalten sie ein, stehen auf und gehen vorsichtig nachsehen, woher das Geräusch gekommen ist. So gesehen wäre dies eine sinnvolle und nachvollziehbare Reihenfolge. Das Problem liegt jedoch darin, dass dieser Ablauf in den meisten Fällen unbewusst geschieht. Wir sind zwar der Meinung, dass wir uns bewusst entschieden haben, aufzustehen und nachzusehen, doch es verhält sich genau umgekehrt, denn das Gefühl, das durch den Sinnesreiz entstanden ist, zwingt uns zu einer Reaktion, ohne dass wir es merken.

Alle Gefühle werden von unserem Geist in drei Kategorien eingeteilt: angenehme, unangenehme und neutrale. Den angenehmen laufen wir hinterher, die unangenehmen wollen wir loswerden und die neutralen sind uns gleichgültig.

Unser Geist tut nichts anderes, als die entstandenen Reaktion zu verstärken. Stellen Sie sich vor, Sie sitzen in einem Restaurant und genießen ein tolles Essen. Nachdem Sie mit Ihrem Geschmackssinn die Speisen gekostet haben, entsteht ein Gefühl, z. B. Freude. Dieses Gefühl der Freude wird als angenehm etikettiert und die Reaktion darauf ist, dass Sie mehr davon möchten. Ein anderes Mal sind Sie bei Ihrer Chefin zum Essen eingeladen. Es ist das gleiche Szenario wie vorher, nur dieses Mal ist das

Essen versalzen und schmeckt scheußlich. Auch in dieser Situation entsteht beim Essen über Ihren Geschmackssinn ein Sinneseindruck, der ein Gefühl auslöst, in diesem Fall z.B. Ekel. Dieses Gefühl wird wieder etikettiert, diesmal als unangenehm, und die Reaktion darauf ist, dass Sie nur schnell weg von hier wollen, bzw. wird Ihr Geist nach Möglichkeiten suchen, wie Sie dieses versalzene Essen loswerden können. Vor Ihrem inneren Auge läuft daraufhin ein Film ab, mit allen Möglichkeiten, die Sie haben, um dieses Essen nicht essen zu müssen.

Ganz gleich verhält es sich mit unseren Gedanken. Auch diese erzeugen einen Sinneseindruck, der wiederum ein Gefühl verursacht, das etikettiert wird und eine entsprechende Reaktion hervorruft. Das heißt, wir sind ständig, ohne dass wir es merken, in einem Reagiermodus, durch den innere Unruhe entsteht. Ungeachtet dessen, ob wir ein Gefühl als angenehm oder unangenehm einstufen, werden wir in jedem Fall, solange wir unbewusst im Autopilotenmodus sind, zu einer Reaktion gezwungen. Unser Geist verhält sich dann wie ein Kleinkind, das schreit, wenn es etwas haben will, und genauso schreit, wenn es etwas nicht möchte. In uns entsteht ein Gefühl des ständigen Gehetztseins, das wiederum zu einer Reaktion führt.

Ab diesem Zeitpunkt befinden wir uns im Autopilotenmodus und unterliegen einer unkontrollierten Stressreaktion.

Der Autopilotenmodus

Wenn Sie Ihren Geist nun für Ihre Heilung oder zum Erreichen anderer Ziele einsetzen möchten, um damit, wie Buddha sagte, den größten Freund und Verbündeten auf Ihrer Seite zu haben, müssen Sie zuerst den Autopiloten, d. h. das automatische Reagieren, abschalten. Wenn der Geist aufgehört hat, automatisch zu reagieren, entsteht ein ganz neues Gefühl – eine innere Ruhe und Gelassenheit, die unabhängig sind von äußeren oder inneren Reizen.

Alles, was wir erleben und was uns in einem Moment glücklich oder unglücklich macht, geschieht über unsere Sinneseindrücke. Diese Sinneseindrücke bleiben jedoch nur für den Augenblick, wie der Geschmack einer Speise, der nur anhält, solange wir essen. Das ist die erste Ebene. Von den wahrgenommenen Sinneseindrücken bleiben aber mentale Eindrücke in uns gespeichert. Das ist die zweite Ebene. Befindet sich unser Geist im Autopilotenmodus, ist er mehr auf die Sinneseindrücke, sprich nach außen, ausgerichtet. Eine tiefere Zufriedenheit würden wir indessen auf der mentalen Ebene erlangen, denn hier haben wir die Möglichkeit, unseren Geist auf die mentalen Speicherungen von angenehmen und heilsamen Sinneseindrücken zu lenken. Haben wir einmal gelernt, unseren Geist auf diese mentalen Speicherungen und dadurch nach innen zu richten, beginnt ein Teil dieses Geists sich selbst zu beobachten und erkennt das eigene innere Licht. Dadurch werden negative Emotionen automatisch verringert. Wir sehen, wie unsere Gefühle entstehen, und merken, dass sich allein dadurch schon die Kraft der negativen Emotionen reduziert.

Nach meiner ersten großen Operation verharrte mein Geist auf der ersten Ebene und mein ganzes Denken war einzig und allein auf das Stoma reduziert, das ich so sehr ablehnte. Der Krebs selbst rückte in den Hintergrund und ich sehnte mich nach dem Tod. So wollte ich nicht leben. Diese Gedanken lösten als Reiz in mir ein Gefühl der tiefsten Verzweiflung aus. Dieses Gefühl wurde natürlich als unangenehm etikettiert und daraus entstand eine Reaktion, die alles und jeden ablehnte, der mir helfen konnte und wollte. Ich wollte sterben, denn darin sah ich die einzige Möglichkeit, wie ich einem Leben mit einem Stoma entgehen konnte. Für meine Frau war diese Zeit sehr schwierig, denn das Einzige, worüber ich sprach, war mein Wunsch zu sterben. Körperlich und mental wurde ich in dieser Phase immer schwächer. Am tiefsten Punkt ange-kommen, flehend, endlich sterben zu dürfen, erkannte ich letztendlich, dass ich an meinen eigenen Gedanken und Vorstellungen litt. Ich war gefangen und lebte in meinen Gedanken, die durch meine Sinneseindrücke erzeugt wurden. Als ich das endlich erkannte, war es mir auch wieder möglich, meinen Geist von der Ebene der Sinneseindrücke zu lösen und stattdessen auf die zweite Ebene, die Ebene der mentalen Eindrücke, auszurichten. Hier fand ich alles, was mir die Kraft gab, um für mein Leben zu kämpfen, und ich konnte meinen Geist wieder zur eigenen Heilung einsetzen. Ich hatte wieder unmittelbaren Einfluss auf meine körperlichen und geistigen Ebenen. Der Autopilotenmodus war beendet.

»Achtsamkeit ist keine Technik, sondern eine Lebenseinstellung.«

Achtsamkeit

Der einzige Weg, um unseren Geist zu trainieren und dadurch den Autopilotenmodus auszuschalten, liegt in der Achtsamkeit, denn nur durch Achtsamkeit sind wir in der Lage, unseren Geist für unsere Heilung oder andere Ziele einzusetzen.

Wenn Sie eine Lupe auf den Boden legen, wird sie alles, das sich unter ihr befindet, vergrößern. Sie wird die Sonnenstrahlen bündeln, verstärken und eventuell einen Brand verursachen. Sie wird aber auf keinen Fall einen bestimmten Zweck erfüllen, außer Sie geben der Lupe diesen Zweck und verwenden Sie für eine bestimmte Aufgabe. Gleich verhält es sich mit unserem Geist. Er agiert beliebig – je nachdem, welche Sinneseindrücke gerade vorherrschen. Der Geist hat keine Präferenz für Angenehmes oder Unangenehmes. Er reagiert nach einem vorgegebenen Muster auf alle Sinneseindrücke. Wenn wir ihn für unsere Heilung oder für andere Ziele einsetzen wollen, müssen wir ihn bewusst benutzen, wie eine Lupe, um eine bestimmte Wirkung zu erzeugen. Wir müssen ihn trainieren und auf alles Heilsame lenken. Wir können seine verstärkende Wirkung für unser

Immunsystem nutzen, doch zuvor müssen wir ihn gefügig machen, denn unser Geist möchte nicht auf eine einzige Sache ausgerichtet werden, zumal er das auch nie gelernt hat. Er ist es gewohnt, ständig zwischen allen Sinnen zu wechseln.

Durch Achtsamkeit beginnen wir unseren Geist zu trainieren und zu formen. Schon Buddha betonte in seinen Lehrreden die wunderbare Kraft der Achtsamkeit für unseren Geist. Er bezeichnete sie als Methode, mit der wir Schmerzen und Furcht, aber auch Sorgen und Kummer überwinden und dadurch inneres Leid beenden können. Er lehrte Achtsamkeit als Mittel, unseren Geist zu trainieren, um Mitgefühl und Verständnis für uns selbst und alle Wesen zu erzeugen und schlussendlich die Befreiung aus dem Kreislauf der Wiedergeburt zu erlangen.

Durch Achtsamkeit beginnen wir klarer zu sehen – wie bei einem Spiegel. Je reiner der Spiegel ist, desto klarer das Spiegelbild. Je klarer unser Geist ist, desto ungetrübter ist unsere Sicht der Dinge und Vorgänge. Dadurch beenden wir die automatischen Reaktionen unseres Geists, schalten den Autopilotenmodus aus und wechseln in eine Art Erlebensmodus. Durch das Erleben befinden wir uns im Hier und Jetzt, was zur Folge hat, dass unser Denken zur Ruhe kommt. Im Erleben sind die Dinge, wie sie sind.

Während meiner ersten Chemotherapie war ich die meiste Zeit in diesem Erlebensmodus. Wenn ich müde war, war ich müde, wenn ich gut gelaunt war, war ich gut gelaunt, wenn ich schlecht gelaunt war, war ich schlecht gelaunt und wenn ich Schmerzen hatte, hatte ich Schmerzen. Ich war im Erleben der Situation. Es waren keine Gedanken da, die danach fragten, woher diese Müdigkeit wohl kommt und ob das ein schlechtes Zeichen ist oder was diese Schmerzen bedeuten könnten. Es war einfach so, wie es war, ohne Wenn und Aber.

Natürlich konnte ich diesen Erlebensmodus nicht ständig aufrechterhalten. Am Ende meiner Strahlentherapie waren die Schmerzen durch die Verbrennungen schon so groß, dass ich es ohne Morphium gar nicht mehr aushielt, und auch während der weiteren Jahre und Operationen verlor ich öfter die Kontrolle über meinen Geist und er machte sich selbstständig. In diesen Momenten setzte auch das Denken mit all seinen negativen Bildern sofort wieder ein. Doch ich schaffte es mit der Kraft der Konzentration und Achtsamkeit, meinen Geist wieder auf meine Ziele auszurichten und für meine Heilung einzusetzen.

Achtsamkeit kann man auf alle Bereiche des Lebens anwenden, traditionell wird sie jedoch in vier Bereiche gegliedert: die Achtsamkeit auf den Körper, die Achtsamkeit auf die Gefühle, die Achtsamkeit auf den Geist und die Achtsamkeit auf die Zusammenhänge des Lebens.

Achtsamkeit und schulmedizinische Verfahren

Bevor wir uns den vier Bereichen der Achtsamkeit zuwenden, noch ein Wort zur Schulmedizin.

Ich bin kein Anhänger der Idee, gänzlich ohne Schulmedizin auszukommen. Während meiner Krebserkrankung wurde mir ganz klar vor Augen geführt, welch wunderbare Errungenschaft unsere Medizin ist. Ohne die Chirurgen, die Anästhesisten und die Fachärzte in den verschiedenen Bereichen hätte ich den Krebs wahrscheinlich nicht überlebt. Auch mein Hausarzt war in dieser Zeit einer meiner wichtigsten Vertrauten. Wenn meine Schmerzen eine gewisse Stärke erreichten, war es mir nicht mehr möglich, diese mit der Kraft des Geists zu ertragen, geschweige denn zu beenden, und ich war froh, wirksame Schmerzmittel zur Verfügung zu haben. Ich schaffte es auch nicht, den Krebs nur mit der Kraft meines Geists zu heilen. Immer wieder waren Operationen notwendig, um den Krebs in Schach zu halten und schlussendlich meinen Körper für den Moment davon zu befreien. Auch seine Heiligkeit der Dalai Lama erwähnte während eines Vortrags, an dem ich teilnehmen durfte, die wunderbaren Errungenschaften unserer Schulmedizin anhand eines Beispiels, als er selbst operiert werden musste.

Wir brauchen die moderne Medizin als Verbündete, um im Kampf gegen den Krebs gerüstet zu sein. Mit unserem Geist steht uns jedoch ein zweiter Verbündeter zur Seite. Nur mit der Kraft dieses Geists ist es uns möglich, durch die schwersten Stürme des Lebens zu segeln und diese zu meistern. Unsere westliche Medizin hat für uns vieles erreicht. Krankheiten, die früher tödlich waren, können dank unserer modernen Schulmedizin heute zum Teil geheilt werden. Eines jedoch hat unser medizinisches System nicht erreicht und wird es auch nie erreichen: uns glücklich und zufrieden zu machen. Genau hier setzt die Kraft unseres Geists ein.

Insbesondere für Krebspatienten und -patientinnen ist es aus meiner Sicht unerlässlich, inneres Glück und innere Zufriedenheit herzustellen, denn wenn wir tief in uns unglücklich und unzufrieden sind, warum soll sich dann unser Körper mit all seinen Möglichkeiten heilen? Der beste Chirurg und die beste und modernste Medizin werden nichts ausrichten können, wenn unser Geist nicht auch auf Heilung eingestellt ist und wir nicht wirklich leben wollen. In der Kraft unseres Geists, kombiniert mit der modernen, aber auch alternativen Medizin, sehe ich die größte Chance, Krebs zu bekämpfen, um ihn am Ende zu besiegen.

Achtsamkeit auf den Körper

Achtsamkeit auf den Körper bedeutet, unseren Körper so anzunehmen, wie er ist. Es geht darum, eine achtsame Beziehung zu unserem Körper herzustellen und zu erfahren, was es heißt, jetzt in diesem Körper zu sein und in diesem Körper zu leben.

Wenn Sie sich auf einen Stuhl oder eine Bank setzen und Ihre Aufmerksamkeit auf Ihren Körper richten, werden Sie bereits nach ein paar Sekunden spüren, wo Ihr Körper entspannt ist und wo nicht.

Nach meinen Operationen war ich mit einer Vielzahl an neuen körperlichen Eindrücken konfrontiert und die wohl größte Herausforderung bestand darin, diese Körperempfindungen nicht interpretierend wahrzunehmen, denn sobald ich begann, über meine Körperempfindungen nachzudenken, entstand aus dem Denken schnell mehr, als es in Wirklichkeit war. Ein Ziehen, ein Schmerz oder ein Stechen wurde im Denken schnell zu einer neuerlichen Krebserkrankung.

Es geht daher darum, eine Achtsamkeit für unseren Körper zu entwickeln, die unseren Körper so wahr- und annimmt, wie er ist, und die unsere körperlichen Empfindungen nicht interpretiert. Achtsamkeit auf den Körper bedeutet somit, den Körper und die daraus hervorgehenden Empfindungen bewusst und vor allem wertfrei wahrzunehmen. Es geht um ein neutrales Erleben des Körpers und seiner Empfindungen.

Dadurch ergibt sich die erste Möglichkeit, aus dem Denkprozess auszusteigen und im Hier und Jetzt aufzuwachen.

Für die meisten Menschen ist es am Anfang schwierig, die Achtsamkeit auf den gesamten Körper auszurichten. Deshalb konzentriert man sich anfangs nur auf einen Teil des Körpers bzw. auf eine körperliche Erfahrung. Am besten hat sich hierfür die Atmung bewährt. Da die Atmung ohne unser Zutun abläuft, haben wir hier die beste Möglichkeit, unseren Körper zu beobachten, ohne uns einzumischen. Durch das Beobachten der Atmung haben wir die Möglichkeit, uns zu verankern. Das bedeutet, solange wir uns auf die Atmung konzentrieren, befindet sich unser Geist nicht im Denken. Praktizieren wir die Achtsamkeit auf die Atmung lange genug, entsteht in uns eine neue und stärkere Konzentrationsfähigkeit, die ähnlich wie eine Taschenlampe funktioniert, deren Lichtstrahl wir verändern können. Je stärker wir uns konzentrieren können, umso stärker wird unser Lichtstrahl. Zugleich lernen wir, unseren Geist zu lenken und zu führen. Das heißt, wir bestimmen selbst, wohin unser Geist seine Aufmerksamkeit richtet, und nicht der Autopilotenmodus.

Später löst man dann die Aufmerksamkeit von der Atmung und richtet sie auf den gesamten Körper, um ein neues, ganzheitliches Körpergefühl zu erleben.

Damit haben Sie den Grundstein gelegt, um Ihren Geist für Ihre Ziele einzusetzen. Möchten Sie nun Ihre Selbstheilungskräfte steigern oder lernen, mit Schmerzen umzugehen bzw. auf andere körperliche Phänomene Einfluss zu nehmen, benötigen Sie dazu diese gesteigerte Konzentrationsfähigkeit, um Ihren Geist lenken zu können.

Wenn Sie gleich mit den Übungen zur Achtsamkeit auf den Körper beginnen möchten, gehen Sie einfach weiter zum dritten Kapitel.

Achtsamkeit auf die Gefühle

Der zweite Bereich der Achtsamkeit ist das Wahrnehmen der Gefühle. Es geht hier darum, die eigenen Gefühle zu beobachten, kennenzulernen und zu erfahren, woher diese Gefühle kommen. Die meisten Probleme, die sich für uns Menschen ergeben, entstehen nicht durch die äußeren Umstände, mit denen wir in unserem Leben konfrontiert werden, sondern durch die Gefühle, die von diesen äußeren Umständen ausgelöst werden. Ist uns einmal bewusst geworden, dass wir nicht unsere Gefühle sind, sondern diese nur durch unseren Körper erleben, ist es auch möglich, sich von ihnen zu distanzieren und die Identifikation mit dem Gefühlten aufzugeben. Das heißt selbstverständlich nicht, dass Sie ab diesem Zeitpunkt keine Gefühle mehr haben werden. Natürlich werden Sie diese auch weiterhin haben und spüren. Sie können sich nun aber von diesen Gefühlen lösen und bleiben nicht wie die meisten Menschen in der eigenen, selbst konstruierten Gefühlswelt gefangen.

Jedes Mal, wenn ich im Krankenhaus auf eine weitere Operation wartete, kam am Abend vor der Operation die Krankenschwester vorbei, um mir ein Schlafmittel zu bringen. Und jedes Mal bedankte ich mich und versicherte ihr, dass ich kein Medikament benötige, um zu schlafen. Da mein Geist auf die mentale Ebene, nach innen, gerichtet war, war alles in bester Ordnung. Auf der Ebene meines Geists gab es nichts zu befürchten. Da gab es keine Gefühle der Angst oder Unsicherheit. Ich schlief ein, wachte am nächsten Morgen erholt auf und war bereit für die Operation.

Am wesentlichsten im Bereich der Achtsamkeit auf die Gefühle ist, nicht am Gefühlten hängen zu bleiben. Wenn wir es schaffen, uns den inneren Tränen, die wir festhalten, mit Achtsamkeit zuzuwenden, erfahren wir Heilung. Es entsteht in uns ein neuer, freier Raum, den wir mit Freude füllen können. Wir beginnen zu begreifen, dass wir nicht unsere Gefühle sind, sondern dass wir reiner Geist und reines Beobachten sind und dadurch unsere Tränen, unseren Zorn und Groll loslassen können.

Während einer Coachingeinheit fragte mich einmal eine Klientin, welche Technik aus meiner Sicht die beste ist, um die Vergangenheit loszulassen. Ich antwortete ihr: »Im Erwachen im Hier und Jetzt sehe ich die beste und einzige Möglichkeit.«Im Hier und Jetzt existiert weder eine Vergangenheit noch eine Zukunft. Sind Sie im Hier und Jetzt erwacht, ist jegliche Identifikation mit der Vergangenheit oder der Zukunft aufgehoben. Es existiert nur reines Erleben.

Möchten Sie nun mit den Übungen der Achtsamkeit auf die Gefühle beginnen, wechseln Sie zu Teil drei.

Achtsamkeit auf den Geist

Wie eine Taschenlampe Licht auf einen Raum oder einen Weg werfen kann, aber nicht auf sich selbst, so kann auch der Geist unseren Körper und unsere Gefühle erhellen, nicht aber sich selbst.

Geht es bei der Achtsamkeit auf den Körper um das bewusste und wertfreie Erleben der Körperlichkeit oder bei der Achtsamkeit auf die Gefühle um das bewusste und nicht identifizierende Erleben der Gefühle, so geht es bei der Achtsamkeit auf den Geist um das Wahrnehmen des eigenen Gedankenstroms. So wie wir uns in einem Spiegel sehen und erkennen können, kann sich auch unser Geist im Denken erkennen und sehen. Richten wir unsere Achtsamkeit auf unsere Gedanken, erkennen wir, dass diese nicht aus sich selbst heraus entstehen, sondern ein Produkt unseres Geists sind, der die fünf körperlichen Sinne beobachtet.

In jenem Moment, in dem der Geist einen Sinneseindruck durch einen der fünf körperlichen Sinne erhält, entsteht ein frischer mentaler Eindruck, der in unserem Speicherbewusstsein abgelegt wird. Kommt es zu einem neuerlichen Kontakt mit demselben Sinneseindruck, aktiviert unser Geist automatisch das im Speicherbewusstsein vorhandene Bild und es entsteht Denken. Da wir unsere Sinne nicht abschalten und in unserem Speicherbewusstsein auch nichts löschen können, ergibt sich daraus ein sich ständig erneuernder Strom an Gedanken. Identifizieren wir uns mit diesen Gedanken, entsteht Leid.

Mit der Achtsamkeit auf den Geist beginnen wir zu begreifen, dass wir nicht unser Denken sind. So wie wir nicht das sind, was wir sehen, hören, schmecken, riechen oder ertasten, sind wir auch nicht das, was wir denken. Erkennt der Geist erst einmal dieses Nichtsein der Sinneserfahrungen und Gedanken, löst er die Identifikation mit diesen auf und tritt ein in eine neue, befreite Dimension des Erlebens im Hier und Jetzt.

Von dem römischen Philosophen Mark Aurel stammt der Satz »Die Seele nimmt die Farbe der Gedanken an« und mein Zenmeister meinte, dass wir nur im Denken leiden. Aus diesen beiden Aussagen geht eine Erkenntnis hervor: Konzentrieren wir uns mit unserem Geist auf einen negativen Gedanken, entsteht daraus automatisch ein unangenehmes Gefühl und wir beginnen zu leiden. Konzentrieren wir uns aber auf etwas Heilsames, entsteht daraus ein angenehmes Gefühl und wir werden glücklich.

Mithilfe der Achtsamkeit auf den Geist lernen wir, unsere Gedanken auch als solche zu erkennen, und haben dadurch die Möglichkeit, aus dem Kreislauf des Leidens auszusteigen. Haben wir uns von der Idee befreit, dass wir unsere Gedanken sind, benutzen wir unser Denken gleich wie unsere anderen Sinne. Wir planen, leben aber nicht in dem Plan. Wir denken über eine Situation nach, wissen zugleich aber, dass diese Situation nur in unserem Denken existiert, jedoch nicht außerhalb von uns. Dadurch kommt es zu einer neuen inneren Gelassenheit und es stellt sich innere Ruhe ein. Körperempfindungen kommen und gehen, Gefühle sind da, ohne dass wir etwas unternehmen müssen, und der Strom der Gedanken erneuert sich ständig wie Wolken am Himmel, die weiterziehen, ohne dass wir uns darin verlieren.

Diese innere Gelassenheit ist zugleich eine Weisheit, die zeitlos ist. Sie ist das Glück und der Frieden, der aus sich selbst heraus entsteht und ohne äußere Einflüsse zu uns kommt, wenn wir Achtsamkeit praktizieren.

Übungen dazu finden Sie im dritten Teil dieses Buchs.

Achtsamkeit auf die Zusammenhänge des Lebens

Der vierte und letzte Bereich der Achtsamkeit ist die Achtsamkeit auf den Dharma. Da die meisten westlichen Menschen nicht sehr viel mit dem Begriff »Dharma« anfangen können, übersetze ich diesen immer mit Zusammenhänge des Lebens. Hier geht es darum, zu erkennen, wie und was unser Leben ist.

Unser Leben besteht aus angenehmen und unangenehmen Erfahrungen und Empfindungen. Aus der Sicht des nicht involvierten Beobachters akzeptieren wir den endlosen Strom von Gefühlen und Gedanken. Wir akzeptieren den Wechsel von Freude und Leid, von Geburt und Tod. Jedes Mal, wenn wir durch die Achtsamkeit zum Beobachter werden, sind wir dadurch offener, weiter und leerer. Diese Leere ist jedoch nicht als eine Abwesenheit zu verstehen, sondern vielmehr ist diese Leere zugleich eine Fülle von Licht und Liebe. Sie ist ein grenzenloses Sein, ein unbeschreiblicher Raum. Hat man diesen Raum erst einmal betreten, lösen sich Dualismen wie Licht und Dunkelheit, Freude und Kummer, Geburt und Tod, aber auch Verlust und Gewinn oder Lob und Tadel auf in dem Spiel des Lebens. So wie der ehrwürdige Buddha unter dem Bodhi-Baum erkannte, dass das Leben aus einem Wechsel von angenehmen und unangenehmen Erfahrungen besteht, und damit einen Weg aus dem Leid fand, müssen auch wir unseren Weg finden, um aus dem Prozess des Leidens herauszutreten.

Durch meine Krebserkrankung habe ich das Spiel des Lebens erkannt. Ich habe verstanden, dass es keine Möglichkeit gibt, dem Altern und dem Krankwerden zu entkommen. Niemand von uns ist imstande, etwas daran zu ändern, dass wir älter werden und einmal sterben. Niemand kann etwas daran ändern, dass zum Leben auf dieser Erde Freude und Liebe genauso wie Leid und Trauer gehören. Doch wir haben die Möglichkeit, das Leben so zu akzeptieren, wie es ist. Das heißt jedoch nicht, dass wir im Leid verweilen, so wie eine Maus regungslos darauf wartet, von der Katze gefressen zu werden. Gerade im Annehmen des Leids lernen wir, das Leid loszulassen und es so sein zu lassen, wie es ist.

Ich werde in Zukunft immer wieder einmal leiden, doch durch das Loslassen des Leids sowie das Akzeptieren des Leids als Teil des Lebens und als unangenehme Erfahrung habe ich die Möglichkeit, nicht im Leid zu verharren und mich auch nicht damit zu identifizieren. Ich werde das Leid beobachten, aber nicht zum Leid werden.

Ich frage mich immer wieder, ob ich denn nun geheilt sei. Dann frage ich immer zurück: Von was geheilt? Vom Leben? Wie soll das gehen?

Wir müssen erkennen und akzeptieren, dass Krankheit ein Teil des Lebens ist, von dem man nicht geheilt werden kann. Kranksein gehört zum Leben wie Nichtkranksein.

Durch Achtsamkeit erfahren wir die Dinge, wie sie sind. Angst ist Angst, Wut ist Wut, Trauer ist Trauer und Freude ist Freude. Durch die Achtsamkeit auf die Zusammenhänge des Lebens sehen wir, dass viele äußere Lebensumstände von unserem Geist abhängen. Natürlich haben wir nicht auf alles, was wir im Leben erfahren und erleben müssen, Einfluss. Wir haben aber sehr wohl einen Einfluss auf unseren Geist und worauf wir ihn ausrichten. Wir können beeinflussen, womit wir uns identifizieren. So wie ein erfahrener Kapitän gelernt hat, sein Schiff auch bei stürmischer See sicher zu manövrieren, müssen wir unseren Geist lehren, sicher und behutsam durch die Stürme des Lebens zu navigieren. Wir haben in der Achtsamkeit die größe Chance, Hindernisse frühzeitig zu erkennen und unser Schiff langsam um diese Hindernisse zu steuern.

Wirklich frei werden wir, wenn wir das Leben so annehmen, wie es ist. Hindernisse wird es immer geben. Je achtsamer wir in unserem Leben sind, desto eher haben wir jedoch die Möglichkeit, diese Hindernisse zu meistern und aus ihnen zu lernen. Im Hier und Jetzt existiert immer nur der eine Moment. Hier gibt es keine Erinnerung an vergangenes Leid oder negatives Denken an die Zukunft. Im Hier und Jetzt bin ich kein Krebskranker, sondern ein Mensch, der sein Leben spürt und wahrnimmt und der mit seiner Lebenskraft verbunden ist.

»*Der beste Zeitpunkt, um mit dem Training zu beginnen, ist* **jetzt.**«

DRITTER TEIL

ÜBUNGEN

Achtsamkeit auf den Körper

Achtsamkeit auf die Atmung

Die Achtsamkeit auf die Atmung bildet die Basisübung aller Achtsamkeitsübungen. Man kann sie im Stehen, Sitzen und Liegen praktizieren. Bei dieser Übung wird die gesamte Aufmerksamkeit auf die Atmung gerichtet, um sie zu beobachten, dabei jedoch nicht in den Atemrhythmus einzugreifen. Es geht nicht wie bei atemtherapeutischen Verfahren darum, die Atmung zu verändern, um dadurch ein Ziel zu erreichen, wie z. B. Entspannung, sondern es geht vielmehr darum, die Atmung als körperlichen Ausdruck unseres Lebens zu erfahren und vor allem bewusst zu erleben. Nur durch dieses Erleben der Atmung wechseln wir aus dem Tunmodus in den Seinmodus. Durch das Beobachten der Atmung lenken wir unseren Geist weg vom Denken und hin zu der reinen Erfahrung, im Hier und Jetzt verankert zu sein. Man spricht daher bei der Aufmerksamkeit auf die Atmung auch vom Ankern in der Atmung.

Von den vielen verschiedenen Techniken, die es für die Atmung gibt, möchte ich an dieser Stelle jene fünf anführen, die ich selbst während meiner Krebserkrankung angewendet habe.

1) Das Zählen der Einatmung

Bei dieser Übung richten Sie Ihre Aufmerksamkeit auf die Atmung und zählen die Atemzüge, die Sie einatmen. Sie zählen von eins bis zehn und beginnen dann wieder von vorne. Sie erzeugen sozusagen eine Endlosschleife von eins bis zehn. Wenn Sie nicht mehr wissen, bei welcher Zahl Sie sind, beginnen Sie wieder bei eins. Auch wenn Sie ins Denken abdriften und beim Zählen z. B. plötzlich bei der Zahl 16 sind, fangen Sie wieder bei eins an. Das heißt, jedes Mal, wenn Sie aus dem Rhythmus kommen, beginnen Sie wieder bei eins.

Bei dieser Übung geht es darum, zu bemerken, wann Ihr Geist abschweift, um ihn dann wieder zur Konzentration auf die Atmung zurückzubringen.

Einatmen (eins), ausatmen, einatmen (zwei), ausatmen, einatmen (drei), ausatmen, einatmen (vier), ausatmen, einatmen (fünf), ausatmen, einatmen (sechs), ausatmen, einatmen (sieben), ausatmen, einatmen (acht), ausatmen, einatmen (neun), ausatmen, einatmen (zehn), ausatmen, einatmen (eins), ausatmen, einatmen (zwei), ausatmen, einatmen (drei), ausatmen usw.

Diese Atemkonzentration wirkt aktivierend und belebend.

2) Das Zählen der Ausatmung

Gleich wie bei der vorigen Übung richten Sie auch bei dieser Übung Ihre Konzentration auf die Atmung, jedoch zählen Sie dieses Mal die Ausatmung.

Einatmen, ausatmen (eins), einatmen, ausatmen (zwei), einatmen, ausatmen (drei), einatmen, ausatmen (vier), einatmen, ausatmen (fünf), einatmen, ausatmen (sechs), einatmen, ausatmen (sieben), einatmen, ausatmen (acht), einatmen, ausatmen (neun), einatmen, ausatmen (zehn), einatmen, ausatmen (eins), einatmen, ausatmen (zwei), einatmen, ausatmen (drei) usw.

Diese Atemkonzentration wirkt beruhigend

und vertieft die Atmung.

3) Das Zählen der Ein- und Ausatmung

Wieder richten Sie bei dieser Übung Ihre gesamte Konzentration auf die Atmung, doch im Unterschied zu den beiden vorherigen Übungen zählen Sie nun sowohl die Ein- als auch die Ausatmung, wobei es meiner Erfahrung nach angenehmer ist, wenn Sie beim Ausatmen zu zählen beginnen.

Ausatmen (eins), einatmen (zwei), ausatmen (drei), einatmen (vier), ausatmen (fünf), einatmen (sechs), ausatmen (sieben), einatmen (acht), ausatmen (neun), einatmen (zehn), ausatmen (eins), einatmen (zwei), ausatmen (drei) usw.

Diese Atemkonzentration macht wach und vertieft die Atmung.

4) Den Kreislauf der Atmung beobachten

Auch hier richten Sie Ihre gesamte Aufmerksamkeit auf die Atmung, zählen dabei aber keine Atemzüge. Stattdessen beobachten Sie das Wechselspiel von Ein- und Ausatmen, von

Aufnehmen und Loslassen. Sie beobachten den Kreislauf Ihrer Atmung und benennen dabei die jeweilige Atmung.

Einatmen, ausatmen, einatmen, ausatmen, einatmen usw.

Später, wenn Sie schon etwas Übung haben, können Sie das Benennen weglassen und zur reinen Beobachtung übergehen.

Diese Atemkonzentration beruhigt den Geist und lenkt die Wahrnehmung nach innen.

5) **Das Kippen der Atmung beobachten**

Dieses Mal konzentrieren Sie sich mit Ihrer Wahrnehmung auf den Punkt, an den Ihre Atmung von der Einatmung zur Ausatmung wechselt und umgekehrt. Das heißt, Sie beobachten den Übergang zwischen Ein- und Ausatmen bzw. zwischen Aus- und Einatmen.

Diese Atemkonzentration wirkt beruhigend und aktivierend zugleich und sie vertieft Ihre Atmung.

Wichtig bei allen fünf Übungen ist, die Atmung

nicht zu verändern, sondern lediglich zu beobachten. Schweift Ihr Geist ab und wechselt
ins Denken, bringen Sie ihn immer wieder zur
Atmung zurück.

*»Achtsam zu sein, heißt,
bei sich zu sein und bei
sich zu bleiben.«*

ÜBUNGEN

Achtsamkeit auf die Gefühle

Bei der ersten Übung geht es darum, zu spüren, ob etwas angenehm, unangenehm oder neutral ist. Wodurch Ihre Gefühle entstehen und wie diese mit äußeren Sinneseindrücken zusammenhängen, erkennen Sie mithilfe der zweiten Übung.

1) Achtsamkeit auf die Empfindung von angenehmen, unangenehmen und neutralen Gefühlen

Richten Sie Ihre Aufmerksamkeit nach innen und spüren Sie, was Sie empfinden.
Ordnen Sie jedes Gefühl einer der drei Kategorien (angenehm, unangenehm oder neutral) zu.

Beispiel: Ich sitze gerade am Computer und schreibe. Ich empfinde dabei weder etwas Angenehmes noch etwas Unangenehmes – *neutrales Empfinden*.

Beispiel: Ich gehe bei minus zehn Grad Celsius hinaus, um einzukaufen. Mir ist kalt und ich empfinde es als unangenehm, bei dieser Kälte hinaus zu müssen – *unangenehme Empfindung*.

Beispiel: Ich sitze in meinem Lieblingskaffeehaus und trinke einen Kaffee. Ich fühle mich sehr wohl – *angenehme Empfindung*.

Beispiel: Ich sitze im Auto und denke an das Gespräch mit meinem Onkologen. Ich bin dadurch innerlich aufgewühlt und unruhig – *unangenehme Empfindung*.

Beispiel: Ich sitze in meinem Wohnzimmer und denke an meinen bevorstehenden Urlaub am Meer. Ich fühle mich dabei ruhig und entspannt – *angenehme Empfindung*.

2) Den Zusammenhang von Gefühlen und Sinneseindrücken erkennen

Richten Sie Ihre Aufmerksamkeit neuerlich nach innen und spüren Sie, was Sie empfinden. Ordnen Sie die Empfindung wieder einer der drei Kategorien zu und verbinden Sie das Gefühl durch einen Satz mit dem dazugehörigen Reiz.

Beispiel: Ich sitze gerade am Computer und

schreibe. Ich empfinde dabei weder etwas Angenehmes noch etwas Unangenehmes.

Das Arbeiten am Computer löst in mir ein neutrales Gefühl aus.

Beispiel: Ich gehe bei minus zehn Grad Celsius hinaus, um einzukaufen. Mir ist kalt und ich empfinde es als unangenehm, bei dieser Kälte hinaus zu müssen.

Die Kälte löst in mir ein unangenehmes Gefühl aus.

Beispiel: Ich sitze in meinem Lieblingskaffeehaus und trinke einen Kaffee. Ich fühle mich sehr wohl.

In meinem Lieblingskaffeehaus einen Kaffee zu trinken, löst in mir ein angenehmes Gefühl aus.

Beispiel: Ich sitze im Auto und denke an das Gespräch mit meinem Onkologen. Ich bin dadurch innerlich aufgewühlt und unruhig.

Der Gedanke an das Gespräch mit meinem Onkologen löst in mir ein unangenehmes Gefühl aus.

Beispiel: Ich sitze in meinem Wohnzimmer und denke an meinen bevorstehenden Urlaub am Meer. Ich fühle mich dabei ruhig und entspannt.

An meinen bevorstehenden Urlaub am Meer zu denken, löst in mir ein angenehmes Gefühl aus.

Sie können diese Übung über den Tag verteilt immer wieder machen. Sie erkennen dadurch, dass Ihre Gefühle immer einen Bezug zu einer äußeren Wahrnehmung oder einer inneren Vorstellung (Gedanken) haben müssen und nicht von allein existieren können. Durch das Kategorisieren und Benennen Ihrer Gefühle gewinnen Sie einen gewissen Abstand zu diesen Gefühlen und haben die Möglichkeit, Ihren Geist neu auszurichten.

»Du kannst fünfmal stürzen,
wenn du sechsmal aufstehst.«

Zenweisheit

ÜBUNG

Achtsamkeit auf den Geist

Bei diesen Übungen geht es darum, Ihr Denken zu beobachten und Ihren Geist von unheilsamen auf heilsame Gedanken zu lenken.

Suchen Sie sich dafür am Anfang einen Ort, an dem es ruhig ist und Sie ungestört sind. Später können Sie diese Übungen jederzeit auch im täglichen Leben praktizieren.

1) Wahrnehmen der Gedanken

Suchen Sie sich einen Ort, an dem Sie ungestört sind und an dem es ruhig ist. Sie können diese Übung im Sitzen, Liegen oder Stehen durchführen.

Richten Sie Ihre Aufmerksamkeit nach innen und beobachten Sie Ihre Gedanken. Benennen Sie Ihre Gedanken.

Beispiel: *Ich denke an meine Frau, jetzt denke ich an die Gartenarbeit zu Haus, jetzt denke ich an das Fußballspiel usw.*

Bleiben Sie bei Ihren Gedanken und benennen Sie diese. Nach einer Weile werden Sie den unendlichen Strom an Gedanken erkennen.

Sie können diese Übung immer wieder während des Tags durchführen.

2) Wahrnehmen der Gedanken und deren Auswirkung auf die Gefühle

Richten Sie abermals Ihre Aufmerksamkeit nach innen und beobachten Sie Ihre Gedanken. Benennen Sie Ihre Gedanken und die daraus hervorgehenden Gefühle und ordnen Sie diese den drei Kategorien (angenehm, unangenehm und neutral) zu.

Beispiel: *Ich denke an meine Frau und freue mich, sie zu treffen* (angenehme Empfindung), *jetzt denke ich an die Gartenarbeit zu Haus und spüre Unmut in mir* (unangenehme Empfindung), *jetzt denke ich an das Fußballspiel und freue mich schon darauf* (angenehme Empfindung) *usw.*

Sie können diese Übung jederzeit im Alltag durchführen.

Sie werden schon bald merken, wie sehr Ihr Denken Ihre Gefühlswelt beeinflusst.

3) Den Geist von negativen auf positive Gedanken umlenken

Wenn Sie merken, dass Ihr Geist auf negative Gedanken ausgerichtet ist, versuchen Sie nicht krampfhaft, ihn auf etwas Positives zu lenken. Führen Sie ihn stattdessen zu etwas Neutralem oder richten Sie ihn auf das Wahrnehmen der Atmung aus. Bleiben Sie so lange bei diesem neutralen Gedanken oder beim Zählen der Atmung, bis sich Ihr Geist beruhigt hat und das unangenehme Gefühl verschwunden ist. Nun ist Ihr Geist bereit dazu, sich auf etwas Positives auszurichten. Lenken Sie nun Ihren Geist auf einen positiven und heilsamen Gedanken (Bild).

»Beginn jetzt mit der Übung,
denn außer dem Jetzt
hast du nichts.«

Zenweisheit

ÜBUNG

Achtsamkeit auf die Zusammenhänge des Lebens

Bei den Übungen der Achtsamkeit auf die Zusammenhänge des Lebens geht es darum, alle Übungen zu kombinieren und den Geist auf das tägliche Leben, den Alltag, auszurichten, denn im Alltag finden Sie die meisten und besten Möglichkeiten, Ihren Geist zu trainieren.

Richten Sie dazu Ihren Geist bewusst und wach auf Ihr Leben aus. Versuchen Sie, mit Ihrem Geist eine höhere Perspektive, eine Metaposition, einzunehmen und Ihre Körperempfindungen, Ihre Gefühle und Ihre Gedanken wahrzunehmen. Verbinden Sie diese nun miteinander.

Beispiel: Sie stehen in der Post und möchten einen Brief aufgeben. Vor Ihnen befindet sich eine ältere Dame am Schalter, die ebenfalls einen Brief aufgibt. Nachdem Sie bezahlt hat, bleibt sie am Schalter stehen und unterhält sich noch mit dem Beamten. Sie spüren, wie sich ein Gefühl in Ihrem Inneren breitmacht. Sobald

Sie dieses Gefühl bemerken, benennen Sie es und ordnen es einer der drei Kategorien zu.

Ich spüre, wie ich ungeduldig werde. Das ist ein unangenehmes Gefühl.

Lenken Sie die Aufmerksamkeit Ihres Geists nun weg von diesem Gefühl und gehen Sie zu Ihrer Atmung. Sie können dazu jede der angeführten Atemübungen verwenden. Meistens reicht es schon, den Geist auf die Atmung auszurichten. Bleiben Sie so lange bei Ihrer Atmung, bis sich dieses unangenehme Gefühl verflüchtigt hat. Jetzt können Sie wieder mit Ihrer Aufmerksamkeit zu der Dame am Schalter zurückkehren und die Zeit des Wartens als geschenkte Zeit, um sich zu erholen, betrachten und genießen.

Beispiel: Sie stehen in einem Supermarkt an der Kasse und möchten zahlen. Vor Ihnen befinden sich noch fünf andere Personen, die ebenfalls zahlen müssen. Jede dieser fünf Personen vor Ihnen hat einen vollen Einkaufswagen, weshalb es länger dauern wird. Versuchen Sie nun, mit Ihrer Aufmerksamkeit sich selbst zu beobachten. Bleiben Sie ruhig und gelassen oder spüren

Sie, wie Sie innerlich unruhig werden? Sobald Sie spüren, wie sich in Ihrem Inneren Unruhe und Ungeduld bemerkbar machen, gehen Sie mit Ihrer Aufmerksamkeit zu Ihrer Atmung und beobachten Sie diese. Nachdem sich Ihr Geist beruhigt hat und Ihre innerliche Unruhe verschwunden ist, können Sie Ihren Geist wieder auf die Reihe vor Ihnen richten. Doch auch jetzt gilt es, achtsam wahrzunehmen, wie entspannt und ruhig Sie sind, obwohl Sie warten müssen.

Sie können diese Übungen in jeder Situation in Ihrem Leben anwenden und werden sehen, dass sich mit der Zeit eine innere Ruhe und Gelassenheit entwickelt, die Ihnen Sicherheit und Kraft geben kann.

Gerade in unserer schnelllebigen Zeit ist es unabdingbar, innerlich stabil und ruhig zu bleiben.

Während meiner Krebserkrankung und den zahlreichen Operationen habe ich eines gelernt: Durch innere Unruhe verschlimmere ich die äußeren Umstände um ein Vielfaches. Jedes Ereignis, ob es nun eine neuerliche Operation, eine Chemotherapie, eine Strahlentherapie oder auch nur eine Kontrolluntersuchung war, wurde schlimmer, wenn mein Geist aufgewühlt war. War ich hingegen innerlich ruhig, zuversichtlich und entspannt, fiel auch die Wirkung im Äußeren meist positiver aus.

Nachdem Sie dieses Buch gelesen haben, suchen Sie sich bitte eine Entspannungstechnik, mit der Sie sich wohlfühlen, und üben Sie diese täglich. So wunderbar die Wirkung der verschiedensten Techniken auch sein mag, ohne tägliche Praxis bleibt sie nur eine Technik. Erst durch die tägliche Praxis ist es möglich, die Kraft, die einer bestimmten Technik innewohnt, zu aktivieren.

NACHWORT

Ich hoffe, dass ich Ihnen mit diesem Buch und meiner Geschichte Mut machen konnte, Ihr Leben, auch wenn es vielleicht nicht immer einfach ist, anzunehmen und sich den Herausforderungen des Lebens zu stellen. Einer meiner Lehrer sagte einmal, man könne etwas erst am Ende beurteilen, und er hatte recht. Letztendlich war die Zeit meiner Krebserkrankung die schlimmste, aber auch die lehrreichste Zeit meines Lebens.

Ich bin dankbar für die Unterstützung, die ich damals durch meine gesamte Familie erhalten habe. Ich durfte während dieser Zeit erfahren, was es heißt, wenn zwei Familien hinter einem stehen und Freunde da sind, wenn man sie am dringendsten braucht. Ich bedanke mich auch für die unzähligen Briefe, Mails und Anrufe, die ich erhalten habe und die mir die Kraft gaben, die ich benötigte, um diese Zeit zu meistern.

Bedanken möchte ich mich auch bei allen, die mich immer wieder dazu ermutigt haben, dieses Buch zu schreiben, und mich dabei tatkräftig unterstützt haben. Ohne die vielen Probeleser

und -leserinnen, die mir immer wieder Mut ge-
macht haben, an dem Buch weiterzuarbeiten,
wäre es wohl nie fertig geworden.

Mein größter Dank gilt jedoch meiner Frau
Karin, ohne die ich heute wahrscheinlich nicht
mehr leben würde. Die schwerste Zeit meines
Lebens, in der ich nicht mehr leben wollte, habe
ich nur durch ihre Kraft und ihre Liebe überstanden.

Andreas Herz

»Im Hier und Jetzt enden die Zukunft und die Vergangenheit.«

Zenweisheit

Seminare und Vorträge

Informationen zu meinen Seminaren und Vorträgen finden Sie auf meiner Website unter www.andreasherz.cc sowie auf meiner Facebook-Seite Andreas Herz – Achtsamkeitspraxis. Um laufend über meine Aktivitäten informiert zu werden, können Sie sich auf meiner Website für den Newsletter anmelden oder gerne auch meine Facebook-Seite liken.

Wenn Sie sich für buddhistische Studien interessieren, finden Sie unter www.tibetcenter.at Informationen.

ÜBER DEN AUTOR

Andreas Herz, MSc betreibt und leitet seit rund 20 Jahren eine private Krankenanstalt für physikalische Medizin und arbeitet als diplomierter Lebensberater in seiner eigenen Praxis. Neben einem Masterstudium in psychosozialen Beratungswissenschaften in Wien graduierte er am Internationalen Institut für höhere Tibetische Studien in Kooperation mit der Central University of Tibetan Studies Varanasi in buddhistischer Philosophie und buddhistischer Psychologie. Den Höhepunkt seiner buddhistischen Ausbildung stellte die persönliche Verleihung seiner Diplome durch seine Heiligkeit den Dalai Lama 2012 in Österreich dar. Durch die Arbeit in seinen Achtsamkeitspraxen war es ihm möglich, die westlichen beratungswissenschaftlichen Konzepte mit den östlich-buddhistischen Wissenschaften zu einer heilsamen Beratungs- und Begleitungsform zu kombinieren.

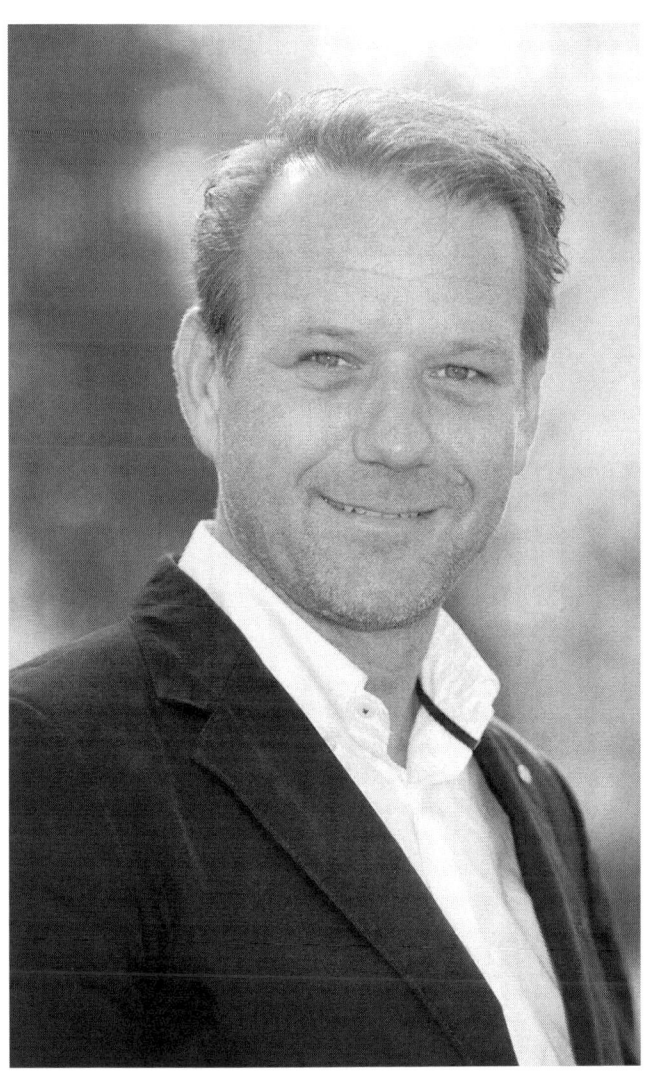

»*Wir leben nicht, um zu glauben,
sondern um zu lernen.*«

Dalai Lama

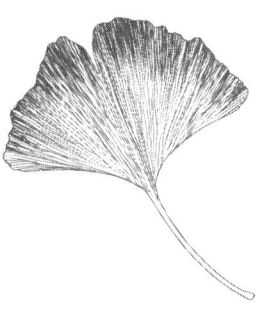